登録販売者
1年目の教科書

村松早織＝著

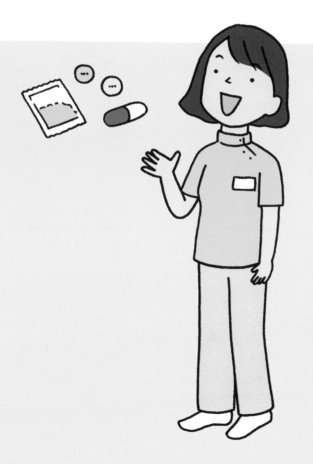

ナツメ社

先輩に聞く！ 登録販売者の1日

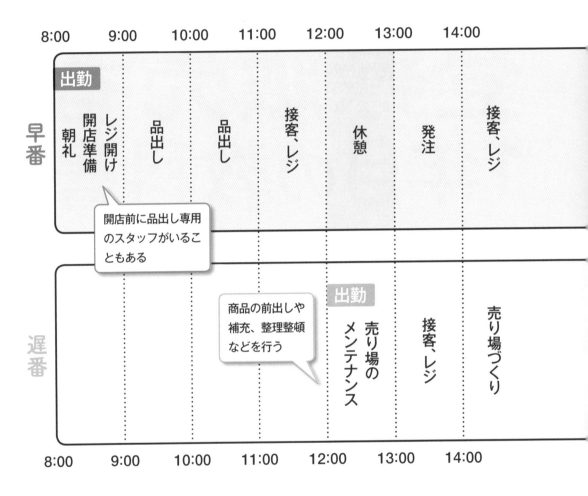

	8:00	9:00	10:00	11:00	12:00	13:00	14:00
早番	出勤 朝礼 開店準備 レジ開け	品出し	品出し	接客、レジ	休憩	発注	接客、レジ

開店前に品出し専用のスタッフがいることもある

	8:00	9:00	10:00	11:00	12:00	13:00	14:00
遅番					出勤 売り場のメンテナンス	接客、レジ	売り場づくり

商品の前出しや補充、整理整頓などを行う

先輩の声

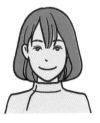

ドラッグストアに勤務しています。朝はレジ開けから始まり、納品や棚替えなどをローテーションで作業しながら薬の接客・販売を行っています。日によりますが、1日4〜7時間程度レジに入っていることが多いです。私のいる店舗は1日の細かいスケジュールが決まっていないので、その日の人員数や業務量によって臨機応変に対応しています。

登録販売者の1日の流れを見てみましょう。代表的な勤務先であるドラッグストアでは以下のような早番と遅番の2交代制のところがほとんどです。

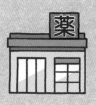

| 15:00 | 16:00 | 17:00 | 18:00 | 19:00 | 20:00 | 21:00 | 22:00 |

退勤

接客、レジ　売り場のメンテナンス　接客

> 休憩前、退勤時の引き継ぎは忘れずに行う

| 15:00 | 16:00 | 17:00 | 18:00 | 19:00 | 20:00 | 21:00 | 22:00 |

売り場づくり　休憩　接客、レジ　接客、レジ　売り場のメンテナンス トイレ掃除　閉店準備　ゴミ出し レジ締め

退勤

先輩の声

スーパーの医薬品売り場で主に接客を担当しています。生活用品を求めるお客様がほとんどなので、薬の対応は1日に数件です。
ランチタイムや夕食の買い出しのついでに薬を買おうというお客様はたいてい急いでいるので、お会計しながら説明しなければなりません。反対に、夕方前や夜に来店するお客様からはじっくりと薬の相談を受けることが多く、ほかの仕事との調整に頭を使っています。

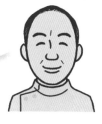

3

先輩登録販売者インタビュー

登録販売者の仕事ってどんなことをするの?忙しい?接客のコツは?やりがいは?
気になる実際のところを現役の登録販売者として働く4人の先輩に聞きました。

お客様との距離の近さに
惹かれて薬局事務から転職

File 1　C.Sさん

30代
登録販売者歴5年
ドラッグストア勤務

Q1 現在の仕事内容を教えてください

ドラッグストアで在庫の管理、発注、棚替え、金銭管理などを基本とし、接客も行っています。

Q2 どうして薬局事務から登録販売者になろうと思ったのですか?

薬局事務にもやりがいや楽しさがありましたが、どうしても患者様への説明が淡々としてしまいがちでした。
それに比べ登録販売者は、お客様との距離が近く、自分の知識や接客でお客様を喜ばせることができる点がとても魅力的でした。

Q3 接客時はどのような流れで話を進めていますか?

まずは親身になって話を聞くために自分の紹介とあいさつをします。その次に症状やご希望を伺い、それに合ったものをお客様の予算も考慮しつつ何点か選びます。お薬が決まったら「使用上の注意」や飲み方の説明を行います。

Q4 接客時に気をつけていることはありますか?

声のトーンや表情には気をつけています。また、お客様の話を一度すべて聞くこと、共感をすることを心がけています。

Q5 OTC医薬品の覚え方・勉強方法を教えてください

OTC医薬品は成分に興味を持つことが大事です。また、商品名はその効果・成分やメーカーに関連するものが多いので見ていると楽しいですよ。勉強法は、自分の知識が間違っていることに気づいたら、しっかり資料などで確認することです。

Q6 今まで苦労したことはどんなことで、どう乗り越えましたか?

コロナ禍での深刻なマスク不足や、デマによるペーパー類の売り切れなどで、今までと比べ物にならないくらいにお客様のお言葉が厳しいときがありました。そのときはとてもつらかったです。一緒に働いている同僚と励まし合って乗り越えました。

Q7 仕事のやりがい・楽しさを感じるのはどんなときですか?

やりがいはやはりお客様の相談を受けることです。後日、おすすめした薬が「効いたよ!」と報告してくださる方や、名前や顔を覚えてくださって毎回お話ししてくれる方など、こちらも接客していて楽しく、うれしい気持ちになります。

「自動販売機にはできない」登録販売者という仕事

File 2 　T. Kさん

40代
登録販売者歴7年
スーパー勤務

Q1　現在の仕事内容を教えてください

スーパーの医薬品売り場で接客に専従しています。合間にレジ周辺から離れずに作業のできる、期限チェックや値引き品の価格処理をしています。

Q2　接客時はどのような流れで話を進めていますか?

聞きたいことは山ほどありますが、3問を超えると長いと思われてしまうため、お客様が薬を選んでいる段階で何を見比べているのかを観察し、ヒアリングする項目を事前に整理するようにしています。流れとしては、避けるべき使い方など注意点を最初に伝えて反応をみながらヒアリングし、注意点を優先するべきか、養生法も添えるかなどを考慮しています。

Q3　接客時に気をつけていることはありますか?

あくまで選択権はお客様にあり、押しつけるようになってはいけないと心がけています。
同時に、食べすぎの胃痛に鎮痛剤を使うといった、お客様自身は「問題があると思っていない」ことを見逃さないよう注意しています。

Q4　お客様からの質問でわからないことがあった場合、どのように対応しますか?

知ったかぶりはお客様にとっても自分にとってもよくないので、「お調べします」と答えてから資料を取り出したりメーカーに問い合わせたり、スマホで検索します。このときに、慌てたり困ったそぶりを見せずに、ゆったりと自信に満ちた動作で対応するのがミソです。調べながら症状や用途、持病や通院歴など、重要な情報を聞き出せることもあります。

Q5　今まで苦労したことはどんなことで、どう乗り越えましたか?

濫用の恐れのある薬をまとめ買いしようとするので販売を断ったり、重病が隠れている可能性を考えて受診勧奨をした結果、「薬を売ってくれなかった」と苦情が入ったことがあります。それでも理解していただけることを信じ、薬の販売は「自動販売機にはできない」ことだと自分に言い聞かせて日々仕事をしています。

Q6　仕事のやりがい・楽しさを感じるのはどんなときですか?

薬の相談を受けたことのあるお客様が、家族や友人を連れてきて推薦してくれたときや、お礼のメールを送ってくれたときは、やっていてよかったと思います。
忘れられないのは、がんで亡くなられた患者さんのご遺族が、「生前お世話になりました」とあいさつにいらっしゃったことです。店頭では、その患者さんのお話を聞く以外に何もできませんでしたが、何かご家族に話をされていたのだろうと思います。

医薬品への興味から 登録販売者へ

File 3　H. Hさん

20代
登録販売者歴2年
ドラッグストア勤務

Q1　現在の仕事内容を教えてください

ドラッグストアにて正社員として勤務しています。レジ打ち、発注、品出し、接客が主な仕事内容です。

Q2　どうして登録販売者になろうと思ったのですか？ また、就職先はどのようにして選びましたか？

元々獣医師を目指していたこともあり、動物や医薬品に興味がありました。獣医師の夢は叶わなかったのですが、それでも関連する仕事をしたいと思っていました。ペットショップ店員として従事した後、登録販売者の資格を取得しドラッグストアで働き始めました。就職する際に主にチェックしていたことは、**年間休日と給与のバランス、キャリアを積めるか、実務未経験でも採用しているか**です。現場での仕事内容はどのドラッグストアもだいたい同じだと思うので、それ以外で無理なく働けるかどうかを重視しました。

Q3　接客時に気をつけていることはありますか？

お客様ごとに話し方や口調に気をつけています。私自身がまだ経験も少なく、見た目からも説得力に欠けていると自覚しているので**自信を持ってハキハキとお話ししています**。同じくらいの年代のお客様には素の自分に近い、馴染みやすい雰囲気でお話しすることが多いです。

Q4　お客様からの質問でわからないことがあった場合はどのように対応しますか？

私の職場は携帯を持ち歩いても大丈夫な環境なので、**すぐ調べられることは調べてお答えします**。それでも難しそうなときや、お客様がもっと詳しい話を希望しているときは、上司または薬剤師さんに引き継ぎます。
場合によっては商品に記載されているお客様相談センターに電話し、解決します。

Q5　今まで苦労したことはどんなことで、どう乗り越えましたか？

OTC医薬品の種類と禁忌、相談することなどを覚えた後に、接客でアウトプットが上手にできるようになるまで苦労しました。調べて覚えているだけでは接客時にうまく言葉にできなかったり、聞けなかったりすることが多かったです。
これは場数を踏むしかないと思い、接客の際に意識しながらお話しすることで乗り越えました。また**日頃から発注や品出しをするときに商品パッケージを見て、この商品が欲しい人にはこれとこれは絶対に聞こう…など頭の中で考えている**ことが多いです。

Q6　仕事のやりがい・楽しさを感じるのはどんなときですか？

- 商品部より先に新商品を見つけて**いち早く店舗に導入し、それがたくさん売れたとき**
- お客様からの商品についての**問い合わせに答え、納得して帰られたとき**
- イチオシ商品の売り場をつくり、それが売れたとき

複数の資格を活かし
鍼灸と漢方薬のお店を経営

File 4 T.Oさん

40代
登録販売者歴5年
漢方薬店経営・
鍼灸師・学習塾経営

Q1 現在の仕事内容を教えてください

漢方薬店経営、鍼灸による治療、塾の経営です。
まず薬店は、漢方薬専門の相談販売店を経営していま
す。自宅に併設した10畳ほどの小さい店舗です。個人
経営なので、発注から相談、販売、店舗管理、営業や
配達もほぼ1人で行っています。はり師・きゅう師の
国家資格を持つ鍼灸師ですので、鍼灸施術も行います。
また、小中学生向けの塾も経営しています。開業店舗
が軌道に乗るまでの副収入として始めましたが、今も
続けています。薬店を週4日、塾を週2日、空き時間
に訪問鍼灸、という感じで行っています。

Q2 接客時に気をつけている
ことはありますか?

鍼灸の世界に、「クチバリ」という言葉があり
ますが、**話すことは鍼灸施術に匹敵するかそ
れ以上に患者さんの体に影響する**というよう
な意味です。コミュニケーションは単に営業
のためではなく、薬の効き具合にもとても重
要だと考えます。

Q3 漢方薬の覚えかたのコツはありますか?

漢方薬には親戚処方といいますか、構成生薬の
似ている処方、足したり引いたりしてある漢方
処方の組み合わせがいくつかあります。はじめ
は基本と呼ばれている処方から、1つずつ覚え
ていくのがよいと思います。そのうち、似たよ
うな症状の使い分けを勉強せざるを得なくなり、
その積み重ねで覚えていきます。
市販の書籍も、入門書から奥深いものまで豊富
です。見比べると処方がよくみえてきます。

Q4 仕事のやりがい・楽しさを
感じるのはどんなときですか?

やはり、お客様の不具合が軽快して喜んでもらえ
たときでしょうか。ご家族をみることもあり、家
庭に必要とされ、喜んでもらえるのは救われます
ね。とはいえ、そう簡単にいかないことも少なく
ないです。難しい症例など壁にぶつかって勉強し
て、試行錯誤するのにもやりがいを感じます。

Q5 どうしてご自身で開業しようと
思ったのですか?

自己決定できる経営者の道はなかなか清々しく楽し
いからです。また田舎の自宅の近辺に、このような
店舗がなかったこともあります。「病院とご家庭の
あいだにある、かかりつけの健康専門店」として、必
要があれば病院をすすめ、そうでなければ漢方や鍼
灸をすすめられる。相談のみならず、お灸やツボを
使ったセルフケアで、不都合症状の初期に対応でき、
病気になりにくい生活習慣をつくってもらう。そん
な役割を果たしたいと思います。

Q6 将来開業したい登録販売者に
向けてアドバイスはありますか?

今までやってきて、とくによかったと思える
ことは2つです。
まず、1つ目は**さまざまな勉強会に首をつっ
こんでみる**こと。自分の知らなかった世界が
開けるだけでなく、人脈も広がります。
2つ目は**小規模から始めたこと**。最初はパー
トやアルバイト、修業をしながらの副業開業
でもいいのではないでしょうか。

先輩からの応援メッセージ

新人登録販売者のみなさんに先輩からの応援メッセージをお届けします。
落ち込んだときなどに読み返してみてください。

登録販売者は間違いなく、素敵な仕事です。
困っている人に笑顔になってもらえますし、自分や
大切な人の体もケアできます。ときには、接客が上
手にできなかったり、自らの勉強不足に落ち込んだ
りすることもあるかもしれません。いや必ずありま
すが、この仕事をやっていてよかったなと思える日
は必ず来ます。一緒にがんばりましょう。

覚えることが多く大変かもしれま
せんが、自分の知識で人と話せる
ことはとても素晴らしいことだと
思います。日々勉強をがんばって
ください。

登録販売者として働こう！と決めてくださってありがとうございます!!
お客様の命を多少ながら預かるという意味で、しっかり勉強することが
とても大事なお仕事です。ときには自分のお店の薬を売らずに受診をす
すめることが必要な場合もあると思います。
働き始めると毎日不安かもしれません。でも、きっとどの登録販売者も
同じ道を通ってきたと思います。勉強を続け、お客様の「ありがとう」
がもらえると少しずつ自信につながります！
焦らず1つずつこなしていきましょう！

登録販売者は、日々勉強を続けてスキルア
ップしていく仕事です。知識をつけること
はもちろん大切ですが、お客様に対して気
づかいを忘れない、「お大事に」のお声がけ
ができる人になってほしいと思います。共
にがんばりましょう！

新人ということは最新の情報を新鮮な
状態で持っているので、自信を持って
ください。ただし、使わない武器は錆
びついてしまいます。挑戦をすれば経
験値は飛躍的に上がりますから、恐れ
ず積極的に声をかけていきましょう。

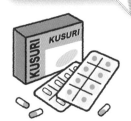

はじめに

「店頭に1人で立たされることがあって困っています」

新人の医薬品登録販売者からこのような相談を受けることが、以前よりも増えています。その背景としては、営業時間の延長と店舗数の増加による人手不足が考えられます。

あなたの名札に「研修中」と書いてあることで、お客様の相談内容も簡単になればよいのですが、現実はそうはいきません。本書はそのような悩みを抱える新人医薬品登録販売者に向けて、「1人で乗り切るための手引書」を目指して書き上げました。

みなさんは、1人で対応できるようになるのに必要なことは何だと思いますか?知識や経験でしょうか。たしかに非常に大切なことですが、それらを得るには時間がかかりますよね。

ではどうするかというと、まずは自分が困らないようにする環境を事前に整備します。詳細については第4章で触れていますが、たとえば問題解決のための流れをあらかじめ決めておく、店舗以外で相談できる人を確保しておく、などの方法があります。そしてその間に知識面も強化していきます。

商品の覚え方については第2章で詳しく説明しています。おおまかな基本方針としては、お客様にすすめる機会の多いものを先に覚えていきます。すすめる機会の多いものには、「よい商品」が含まれます。「よい商品」というと抽象的でわかりにくいですが、ここでは薬の効果とリスクのバランスが取れているものを想像してください。

新人さんの傾向として、薬の効果についてはしっかりと理解している人が多いのですが、リスクに注目している人は少ないように思います。効果が優れていてもリスクが高ければ、その商品の優先度は下がりますよね。つまりリスクに注目すると、すすめる機会の多い商品をあぶり出すことができるのです。本書の第3章では、商品を選ぶときのポイントについて詳しく記載しているので、ぜひ参考にしてくださいね。

たとえあなたが1人でも、私がそばにいるから大丈夫です。

さあ、学習を始めましょう。

目次

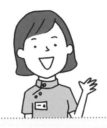

第1章 登録販売者の役割

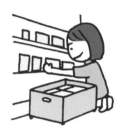

第2章 登録販売者の実務の基本

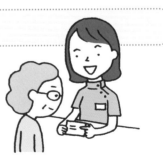

第3章 | 薬の選び方

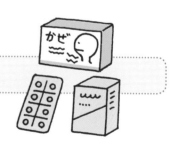

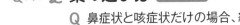

第4章 **ここが知りたい！ 新人登録販売者の疑問**

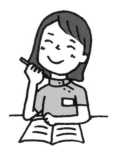

● 協力／大塚友香・太田 塁・杉原道寿・鈴木伸悟　　● 校正／ぷれす

● 本文デザイン・DTP／永瀬優子・大山真葵（ごぼうデザイン事務所）　　● 編集協力／有限会社ヴュー企画（須藤和枝・加藤朱里）

● マンガ・イラスト／上田惣子・坂木浩子　　● 編集担当／梅津愛美（ナツメ出版企画）

今日から新人登録販売者

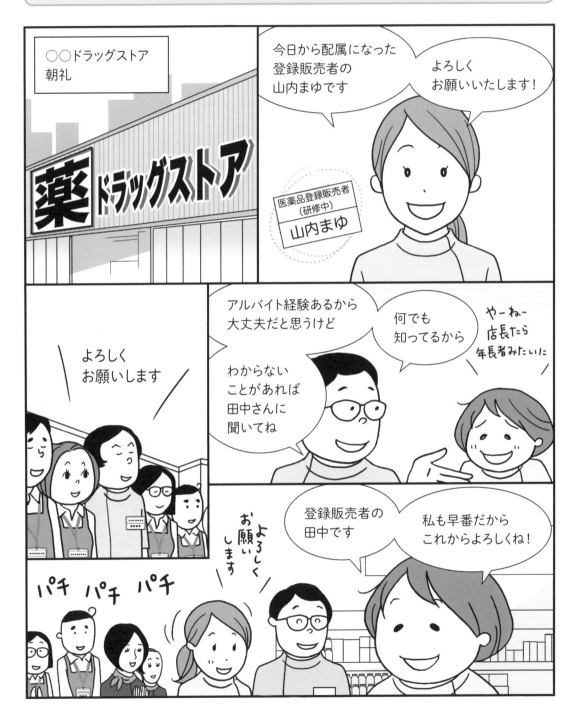

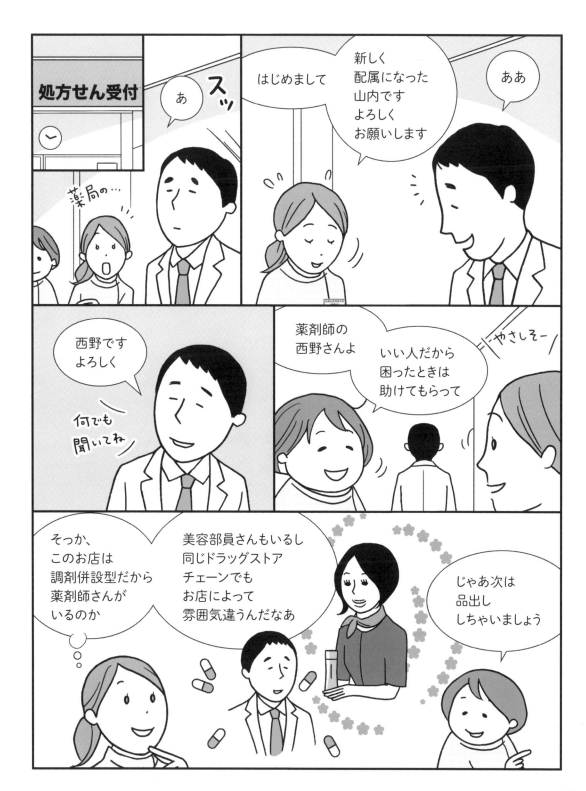

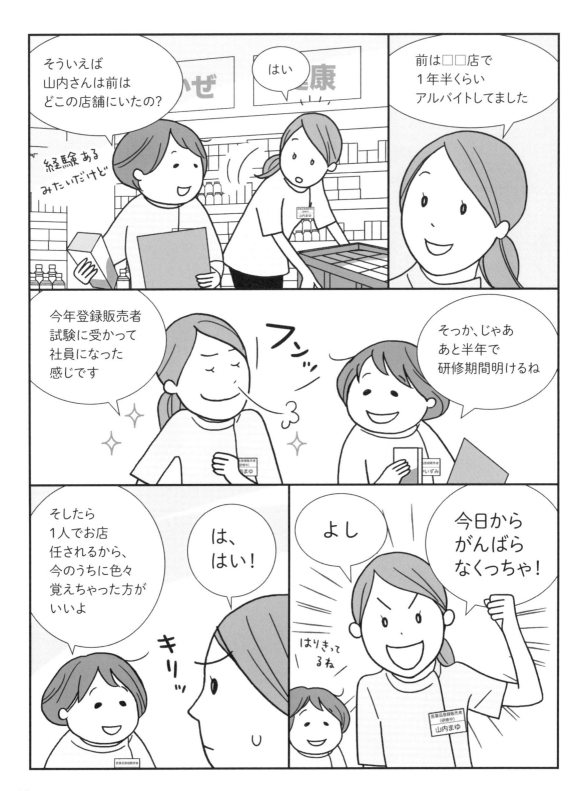

第1章　登録販売者の役割

第1章では、登録販売者の仕事内容や求められている役割、法律上取り扱うことのできる医薬品や勤務先となる業態の特徴について取り上げています。

認知されつつある登録販売者

登録販売者の資格は誕生から10年以上が経過しましたが、医薬品の専門家と認識しづらい名称ということもあり、一般の方への認知度は決して高いものとは言えませんでした。しかし2019年、日本チェーンドラッグストア協会は、「登録販売者」の代わりに「医薬品登録販売者」の名称を使用することを決定し、現在は多くの企業で店頭スタッフの名札の表示も切り替わっています。それまでは接客の際に、まずは自分が「医薬品の専門家であること」を説明していた人も多かったでしょう。しかし今後は一般の方の認知度も上昇し、それに伴い登録販売者の価値もより一層高まっていくことが予想されます。

また、登録販売者の活躍の場は、今もなお広がり続けています。薬局や薬店、ドラッグストアなど既存の業態だけでなく、コンビニや家電量販店、ホームセンター、そして最近はオンラインショップも多数あります。研修を終えて正規の登録販売者になれば、独立して自らが店舗管理者となり、自分のお店を開業することもできます。このように、無限の可能性が広がっている登録販売者の資格ですが、一体どのような仕事なのかを探っていきましょう。

　（本書では便宜上、法律の文言として使われている「登録販売者」の名称を使用することをご了承ください。）

登録販売者の仕事って？

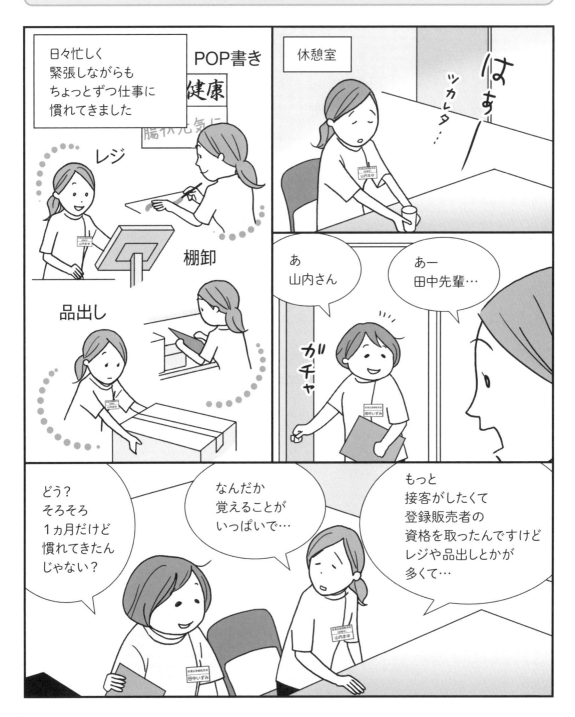

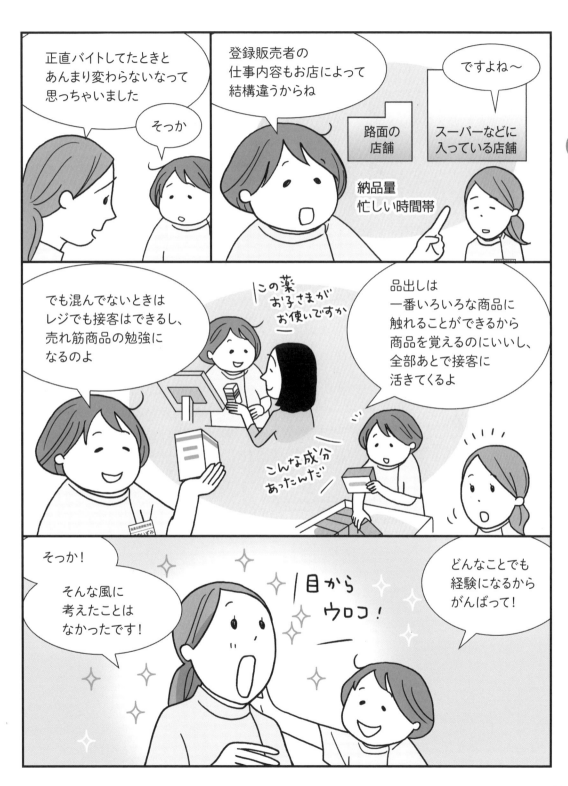

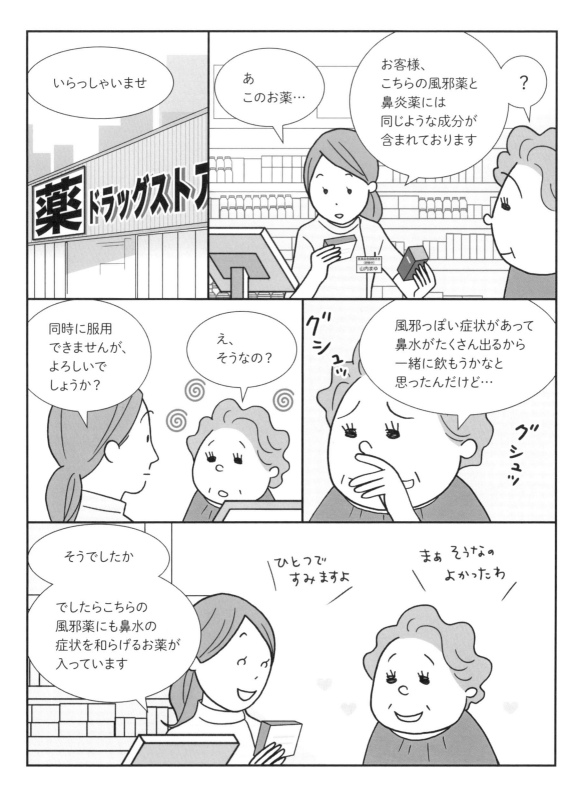

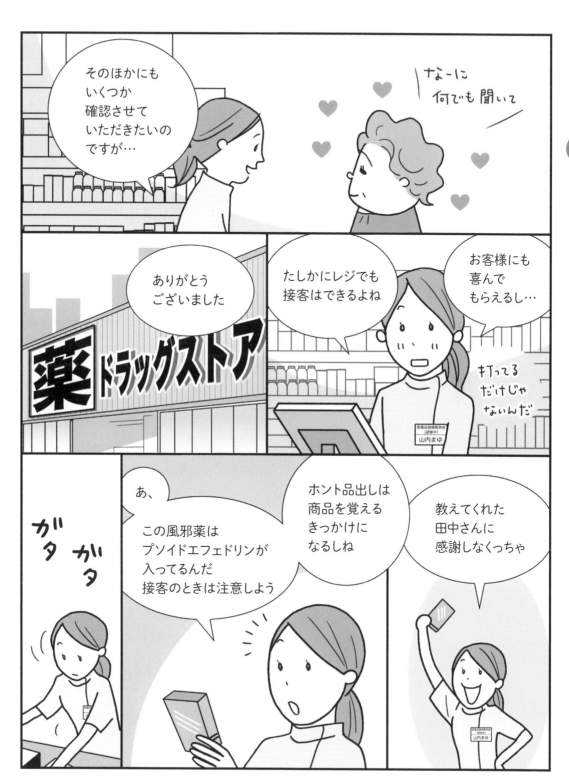

① 登録販売者の役割

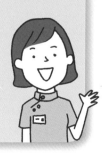

登録販売者は一般用医薬品を販売する専門家です。その役割と仕事について、あらためて確認しておきましょう。

■ 一般用医薬品を販売するための専門資格

登録販売者は2009年施行の改正薬事法により誕生した**医薬品販売の専門家**です。それまで医薬品を販売できる資格は薬剤師と薬種商に限られていましたが、制度変更により薬種商が廃止され、代わりに登録販売者制度が新設されました。薬剤師はすべての医薬品を扱えますが、登録販売者は薬局やドラッグストアなどにおいて**一般用医薬品のうち第2類医薬品と第3類医薬品を販売する**ことができます。

登録販売者のメインの仕事は、お客様に**一般用医薬品を安全に、そして適切に使用していただくためのサポート**です。お客様との直接的なコミュニケーションはもちろん、店舗や商品の管理など業務は多岐にわたります。たとえば、薬の発注業務や使用期限のチェック、医薬品メーカーやスタッフとの情報共有など、どれも大切な仕事です。

また、日々変化していく専門知識を吸収し、自己研鑽することも登録販売者の大事な業務の1つといえます。

■ 登録販売者の仕事と薬機法

薬機法は正式名称を「医薬品、医療機器等の品質、有効性及び安全性の確保等に関する法律」といい、医薬品、医療機器「等」には、医薬部外品や化粧品も含まれます。医薬品販売業者（薬店、ドラッグストア）は薬機法に基づいた店舗運営を行う責務があり、登録販売者はそのルールに従って行動します。

店舗運営に関する法律としては、リスク区分ごとに商品を陳列する、専門家不在時には医薬品売り場を閉鎖する、などさまざまなものがあります。登録販売者の仕事は薬機法が土台となっていることを覚えておきましょう。

■ セルフメディケーションのサポート

　登録販売者の大切な役割として、一般用医薬品の販売以外にも**セルフメディケーションのサポート**があります。セルフメディケーションとは、WHOの定義によれば、「自分自身の健康に責任を持ち、軽度な身体の不調は自分で手当てすること」です。つまり、自分で購入できる一般用医薬品などを上手に活用しながら、健康の維持や生活習慣病の予防を行いましょう、ということです。

　ドラッグストアでは医薬品だけでなく化粧品や衛生用品、日用雑貨などさまざまな商品を販売しています。たとえば、お客様がかゆみの症状を訴えているときは、「体の保湿がきちんとできているか?」などを確認し、保湿剤など**薬以外の商品の選択**も視野に入れることがあります。逆に、お客様の症状を確認しOTC医薬品で対応ができないと判断すれば、医療機関への受診を促します(**受診勧奨**)。このように登録販売者は、広い視点を持ってセルフメディケーションのサポートを行うことが求められています。

登録販売者に求められること

一般用医薬品の販売

- 医薬品を適切に使用していただくためにお客様にアドバイスを行う
- 医薬品の販売にかかわる法律を遵守したお店づくりを行う

薬が必要かどうかの判断

- お客様の症状に本当に薬が必要かどうかを判断する
- 薬以外の商品をおすすめすることや、生活習慣のアドバイスを行うこともある

受診勧奨

- OTC医薬品で対応できないレッドフラッグサイン(重症のサインとなる症状)を見極めて、必要であれば受診勧奨を行う
- どの科に行くのが適切かアドバイスすることもある

② 登録販売者が販売できる医薬品

登録販売者が販売できる薬は一般用医薬品のみですが、その種類は非常に豊富です。販売可能な医薬品について確認しておきましょう。

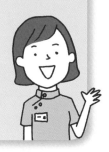

■ 医薬品の分類

医薬品は、**薬局医薬品**、**要指導医薬品**、**一般用医薬品**の3つに分けられます。薬局医薬品のうち、医療用医薬品は医師や歯科医師の診断に基づいて処方され、薬剤師が調剤し提供するものです。

また、**要指導医薬品と一般用医薬品は合わせてOTC医薬品と呼ばれる**ことがあります。OTC医薬品という言葉は、「Over The Counter（カウンター越し）の医薬品」の略語です。OTC医薬品は、ドラッグストアや薬局・薬店で、お客様が自分で選んで買うことのできる薬です。OTC医薬品はリスクの程度によって分類され、その分類ごとに、対応する専門家や情報提供の方法が決められています。詳しくは次ページの表を参照してください。

医療用医薬品は、多くのものが1つの薬効成分のみによってつくられた薬剤（単剤）であり、医師が患者さん一人ひとりの症状に適した薬を組み合わせて処方します。それに対してOTC医薬品は、どんな人にも効き目が出やすいようにあらかじめ複数の成分が組み合わされた配合剤であることが多いです。

医薬品の分類

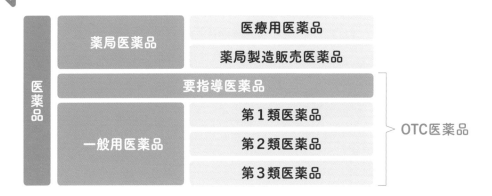

医薬品	薬局医薬品	医療用医薬品
		薬局製造販売医薬品
	要指導医薬品	
	一般用医薬品	第1類医薬品
		第2類医薬品
		第3類医薬品

OTC医薬品（要指導医薬品、第1類医薬品、第2類医薬品、第3類医薬品）

■ 登録販売者と薬剤師のすみ分け

　登録販売者が販売できる医薬品は、**一般用医薬品のうち第2類医薬品と第3類医薬品**に限られています。これに対して薬剤師は、要指導医薬品とすべての一般用医薬品を販売することができます。しかし**一般用医薬品のうち、9割が第2類医薬品と第3類医薬品**のため、登録販売者が扱うことのできる薬はとてもたくさんあります。さらに、医薬品のリスク区分は随時変更されるので、登録販売者が販売できる医薬品は今後ますます増えていくことが予想されます。

　お客様は薬剤師と登録販売者の区別がつかないことも多く、医療用医薬品に関する質問が登録販売者に飛んでくることもあります。その内容は実にさまざまですが、わからないことがあるときは自己判断しないようにしましょう。このような場合は、同じお店で働く薬剤師に相談する、薬剤師のいる近隣店舗を案内する、かかりつけ医・かかりつけ薬剤師に相談するように伝えるなどの対応をします。また、どこまで判断してよいのかという線引きを正しく行うには、まずは登録販売者の専門分野について深く理解することが大切です。

OTC医薬品の分類と対応

OTC医薬品の分類		リスクの程度	対応する専門家	質問がなくても行う情報提供	相談があった場合の対応	インターネットでの販売
要指導医薬品 ➡OTC医薬品として初めて市場に登場したもの		リスクが確立していない医薬品	薬剤師	**書面での情報提供義務** ➡使用者本人に対面で、書面やタブレット端末などを用いて情報提供を行う（販売は原則1人1個まで）	義務	不可
一般用医薬品	第1類医薬品	とくにリスクが高い医薬品		**書面での情報提供義務** ➡書面やタブレット端末などを用いて情報提供を行う		可
	指定第2類医薬品	リスクが比較的高い医薬品（第2類医薬品のうち、とくに注意を要するもの）	薬剤師 登録販売者	**努力義務** ➡積極的な情報提供に努める		
	第2類医薬品	リスクが比較的高い医薬品		**努力義務** ➡情報提供に努める		
	第3類医薬品	リスクが比較的低い医薬品		**法律上の規定なし** ➡必要に応じて情報提供に努める		

25

3 登録販売者が 活躍する場所

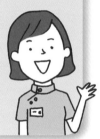

近年、ドラッグストア以外にも登録販売者の活躍の場が広がっています。
自分の望むキャリアと照らし合わせて職場を選びましょう。

■ 多様化する活躍の場

　登録販売者の活躍の場は、大きく分けて2つあります。1つは、**ドラッグストアや薬局など、もともと薬を扱っている業態**です。もう1つは**スーパーや家電量販店、コンビニなど、近年ドラッグストア業界に異業種参入してきた業態**です。この異業種参入の流れは今後ますます加速することが予想され、それに伴って登録販売者の活躍の場も広がっていくと考えられます。

　前者は、医薬品販売に関するノウハウが構築されていることが多く、フォロー体制も整備されている傾向があります。後者は、登録販売者以外のスタッフが医薬品のことについてわからないことが多いので、医薬品の専門家としての技量が試される傾向があります。業態ごとのメリットは次ページにまとめているので、参考にしてください。

　自分が将来どのような登録販売者になりたいかを考えながら、キャリアプランを組み立ててみましょう。

■ 薬店を経営する登録販売者も

　登録販売者の中には、鍼灸師や介護士、管理栄養士など、すでに別の資格を持っていて、さらなるステップアップのために医薬品販売のできる登録販売者資格を取得した人もいます。**登録販売者資格があれば一般用漢方薬を販売することができる**ので、実際に漢方薬店の経営と鍼灸師の仕事を兼業している人もいます。

　薬店などの店舗経営までの道のりはたやすいことではありませんが、アイディア次第で今までにないビジネスを始められる可能性があります。このことも登録販売者資格の魅力の1つといえそうです。

医薬品を販売できる主な業態

取得している 許可の種類	取扱い可能な 医薬品	概要
薬局	すべての医薬品	薬剤師が調剤を行う場所であり、OTC医薬品の販売も可能。店舗名に「薬局」とつけることができる
店舗販売業 （薬店）	OTC医薬品 （要指導医薬品、 一般用医薬品）	ドラッグストアは一般的に店舗販売業の許可を持っていることが多いが、薬局の許可を持っている場合もある。ドラッグストアという言葉に明確な定義はなく、「医薬品と化粧品、日用雑貨を扱う小売業」をこのように呼んでいる

業態別のメリットと確認事項

　同じ登録販売者資格を持っていても、業態によって仕事内容は異なります。それぞれのメリットや確認事項を押さえておきましょう。

	働くメリット	就職前の確認事項
ドラッグストア ・ 調剤併設型 ドラッグストア※	● 薬に携わるチャンスが多い ● フォロー体制が充実している ● 調剤併設型でない店舗は薬剤師がいないことも多い ● 調剤併設型の店舗では基本的に薬剤師が常駐しており、連携をとりやすい ● 医薬品対応に関するマニュアルがある ● 正社員を目指しやすい ● キャリアプランが立てやすい	● 医薬品の売り場担当でない場合、お客様対応をする機会はあるか？ ● 自店舗や他店舗の薬剤師との連携はとれるか？ ● 推奨販売（➡54ページ）にどのくらい重点を置いているか？
薬局	● 薬剤師が常駐している ● 医療用医薬品に携わることができる ● 患者さんとの距離が近い ● 品出しの量がドラッグストアよりも少ない ● 漢方薬局であれば、漢方薬を学べる ● 将来薬店経営を目指す人は勉強しやすい環境である	● OTC医薬品をどのくらい扱っているか？ ● 調剤事務として入社後に、登録販売者資格を取った場合、登録販売者として従事登録してもらえるか？
大型量販店 （スーパー、 家電量販店 など）	● 医薬品の売り場担当になると、お客様対応に注力できる ● 大手企業の場合、福利厚生が充実していることが多い	● 医薬品の売り場担当になれるか？ ● 医薬品の接客をする機会はどのくらいあるか？ ● 医薬品に関するフォロー体制はあるか？
コンビニ	● 管理者要件を満たしている場合、給料が比較的高い店舗もある	● 夜勤はあるか？ ● キャリアアップはできるか？

※調剤併設型ドラッグストア…同一店舗内を薬局区画と店舗販売業区画に分けて併設許可を取得している店舗。

4 医薬品販売以外の業務

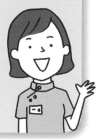

登録販売者の仕事は医薬品のカウンセリング以外にもたくさんあります。
どの仕事も医薬品を安全かつ適切に販売するための大事な仕事です。

■ 登録販売者は医薬品の番人である

登録販売者は医薬品を販売する「商売人」としての一面と、状況に応じて医薬品を販売しない「番人」としての一面を持ち合わせている特殊な資格です。そのため一見、医薬品に直接関係ないような仕事もあるかもしれませんが、どの仕事もお客様に医薬品を安心して使っていただくために必要です。また、どのような仕事をしているときでも、自分の気持ち一つで勉強の時間に変えることもできます。次のページに登録販売者が行う可能性の高い業務をまとめましたので確認しておきましょう。

店舗で一緒に働くスタッフは、それぞれ得意な仕事も興味の対象も異なるので、**お互いにカバーし合いながらお店を運営していくこと**が大事です。

■ あなたは何のエキスパート?

ドラッグストアのよいところは、医薬品以外にも健康食品や化粧品などさまざまな商品を扱っているところです。医薬品の知識はもちろん大切ですが、**医薬品以外の商品知識もあると、幅広いラインナップの中からより適切な商品を選ぶ**ことができます。

店舗の立地や客層によっても、必要な商品知識や商品の選び方が変わってきます。たとえば、高齢のお客様の多い店舗では介護用品の知識、ファミリー層のお客様の多い店舗ではベビー用品の知識、若いお客様の多い店舗では化粧品の知識が役に立つこともあります。

登録販売者はさまざまな経歴を持つ人が多いので、意外な場面で薬剤師やほかのスタッフが助けられることもたびたびあります。ぜひ自分の持ち味を活かして、お店のオンリーワンを目指してください。

医薬品販売以外の業務の例

登録販売者が行う可能性の高い業務を確認しておきましょう。

毎日のルーティンワーク

清掃

- 陳列商品・陳列什器の
  はたきがけ
- 開店前や閉店後に
  床清掃をする
  こともある

品出し

- 商品を棚に陳列・補充する

☞ポイント
- お店づくりの要ともいえる
  大事な業務である
- 商品量が多いときは
  半日で終わらない
  こともある

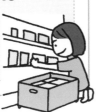

レジ

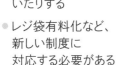

- 会社によって登録販売者も
  レジメインで入ったり
  レジ専用のスタッフが
  いたりする
- レジ袋有料化など、
  新しい制度に
  対応する必要がある

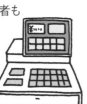

そのほか、任される可能性のある業務

発注

- 在庫を確認しながら
  販売個数を予測し、
  商品を注文する

☞ポイント
売れ筋商品を把握
することができる

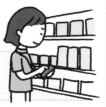

売場づくり

- お客様の購買意欲を高めるため、
  魅せる商品棚をつくる
- 季節によって店頭の
  プロモーションを
  変更する
- POP広告を書いて
  商品の特徴を
  アピールすることもある

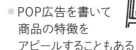
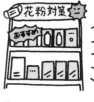

棚卸

- 商品在庫を数える

☞ポイント
会社の利益などを
確定させるために
行う大事な作業である

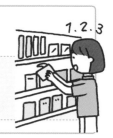

5 ほかの職種との連携

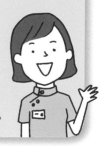

お店をスムーズに運営するためには、ほかの職種のスタッフたちとの連携が欠かせません。普段からコミュニケーションをとっておきましょう。

■ 登録販売者と働くさまざまな専門家

　登録販売者は、さまざまな職種のスタッフと一緒に働きます。たとえば、**薬剤師**や**調剤薬局事務員**、**美容部員**（ビューティーアドバイザー）、**一般のスタッフ**、**レジ担当者**など、お店の形態によってさまざまです。また、美容部員の場合、同じ会社のスタッフであることもありますし、化粧品メーカーから派遣されていることもあります。このように、ほかの会社の人たちと一緒に働くパターンもあります。お客様からの問い合わせでわからないことがあるときは、それぞれの専門家にバトンタッチすることもありますし、逆にフォローに入ることもあります。普段からほかの職種のスタッフとコミュニケーションを積極的にとり、いざというときに気持ちよくフォローし合える体制をつくっておくことがとても大切です。

　また、店舗にはメーカーのMR（営業担当者）やラウンダー（店舗巡回スタッフ）が来ることもあります。MRは主に医薬品の情報提供や企画提案を行い、ラウンダーは商品陳列棚の整備を行います。商品に関する情報を入手したいときは、ぜひ話しかけてみましょう。

薬剤師	調剤薬局事務員	美容部員
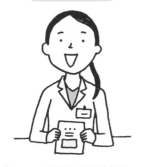	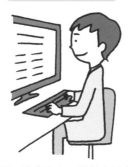	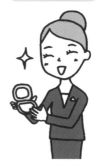
すべての医薬品を取り扱うことのできる薬の専門家である	薬局で患者さんの受付や処方せんなどのデータ入力を行う	お客様へのカウンセリングによって最適な化粧品を提案・販売する

■ 薬剤師との連携についての悩み

　薬局のみならずドラッグストアでも薬剤師が常駐していることがありますが、何かわからないことがあったときに質問してよいものかどうか、悩んでしまう登録販売者もいるようです。お店によって、**薬剤師との連携についてルールが決められていることもあるので、まずは確認**しましょう。

　このような悩みを持つ登録販売者の話を詳しく聞いてみると、普段からあまり薬剤師と会話する機会がなく、コミュニケーション不足の傾向があります。該当する場合は、ぜひお互いにあいさつをするところから始めてみてください。または、**思いきって一緒に働く薬剤師に連携に対する悩みをそのまま相談**してみてもよいと思います。

　薬剤師は登録販売者がどのような悩みを抱えているかを知らないことがほとんどです。薬剤師にもいろいろな考え方の人がいますが、積極的に会話する姿勢が円滑なコミュニケーションにつながります。ぜひ相談しやすい薬剤師を見つけてくださいね（➡178ページ）。

こんな悩みがあったら事前に薬剤師に相談を

どこまで自分が
お客様に情報提供
してよいのかな?

小さな質問でも
相談して
よいのかな?

ほかの仕事で
忙しい?

店舗管理者について

研修期間が明けるとどうなるの？

　登録販売者試験に合格すると、薬剤師や登録販売者のもとで「研修中の登録販売者」としての勤務がスタートし、この研修期間が終わるとようやく「正規の登録販売者」になります（➡191ページ）。「正規の登録販売者」とはすなわち「店舗管理者要件を満たす登録販売者」のことで、「研修中の登録販売者」との大きな違いは、1人でシフトに入れることです。研修期間中はほかの資格者が働いている時間帯に勤務する必要があるため、会社や店長は、新人登録販売者の研修期間が明けることを心待ちにしているわけです。

店舗管理者は何をするの？

　「正規の登録販売者」になると、全員が全員、店舗管理者になるわけではありません。多くの場合は店長が店舗管理者を務めます。店舗管理者とは名前の通り店舗の管理を担う人で、薬局やドラッグストアなどの一般用医薬品を販売している店舗では、必ず1人、店舗管理者を配置する義務があります。そして、店舗管理者の不在時には、「正規の登録販売者」が管理代行者を任されることになります。

　店舗管理者の主な仕事は、①その店舗で働く従業員の監督、②構造設備の管理、③医薬品をはじめとする商品の管理です。たとえば、医薬品の販売や情報提供が適切に行われているか、店舗は清潔に保たれているか、医薬品は正しく陳列されているか、など薬機法の遵守事項に則った店舗運営がされているかどうかを確認します。

　難しく聞こえるかもしれませんが、店舗管理者の仕事は、登録販売者が日々行っている仕事の延長線上に位置するものです。お店を一任されることで自分の成長にもつながりますし、会社によっては管理者手当てが支給されることもあります。もしオファーを受けたらぜひ挑戦してみてくださいね。

登録販売者の実務の基本

第2章では、店舗でのお客様応対や商品の覚え方など、登録販売者の実務について取り上げています。

勉強より先に心がけること

試験に合格してほっとしたのもつかの間、登録販売者として売り場に立つとなれば、お客様をきちんとご案内できるだろうか？あの膨大な量の商品を覚えられるだろうか？と不安に思っていることでしょう。しかし、これらの悩みは同じ職場のスタッフたちにフォローしてもらうことで解決できるため、こわがらなくても大丈夫です。それよりも先に心がけてほしいことは、①清潔感、②愛嬌、③誠実さ。最初のうちはこの3つができていれば十分です。もっと言うと、この3つがあればたいていのことは乗り越えられます。

清潔感・愛嬌・誠実さ

まずは①の清潔感。健康関連商品や衛生用品を扱う仕事ですので、髪の毛や爪、白衣はいつもきれいに整えておきましょう。次に②の愛嬌。辞書で調べてみると「接すると好感を催させる柔らかな様子」と書かれています。柔らかな様子にみせるには、自分にとって「話しかけやすい人」「相談したくなる人」はどんな人かを思い浮かべるとよいですよ。最後に③の誠実さ。わからないことは誰かに相談する、相手の話をしっかり聞くなど、真心を持ってお客様と接します。

誰にでも最初の一歩はあります。そして、自分のアドバイスがお客様に喜ばれたときの「ありがとう」は本当に嬉しいものです。ぜひ薬の接客に挑戦してみてくださいね。

接客のポイントを押さえよう

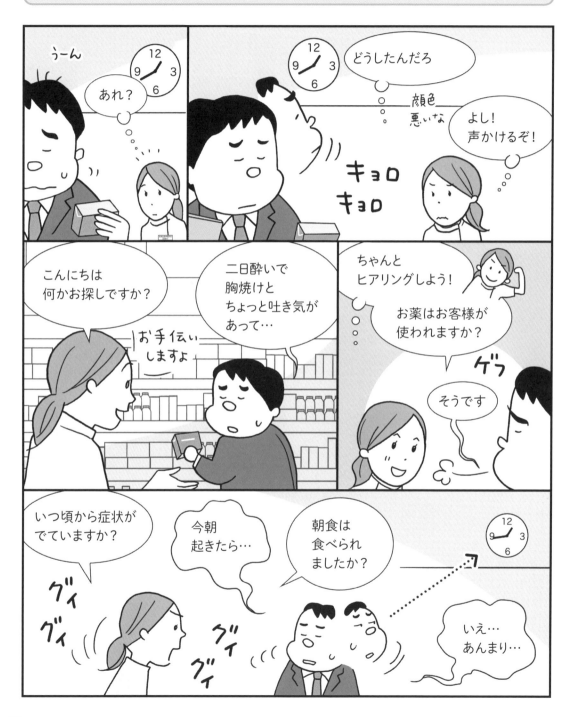

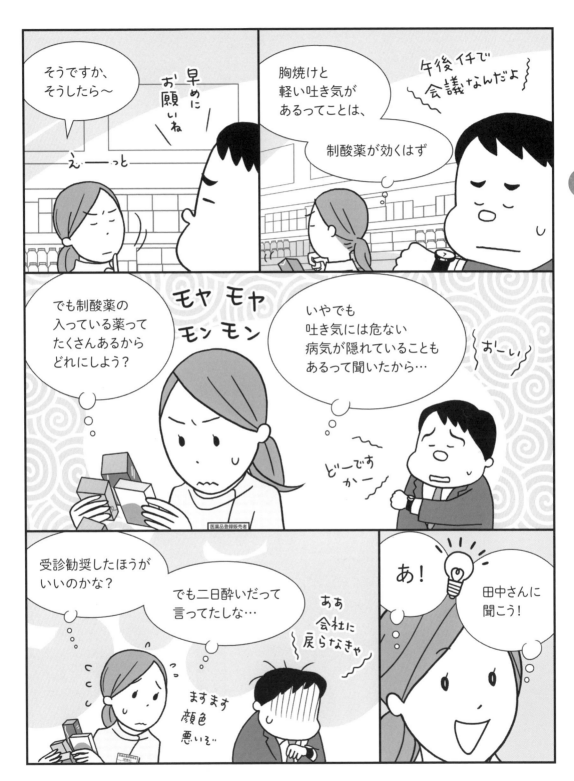

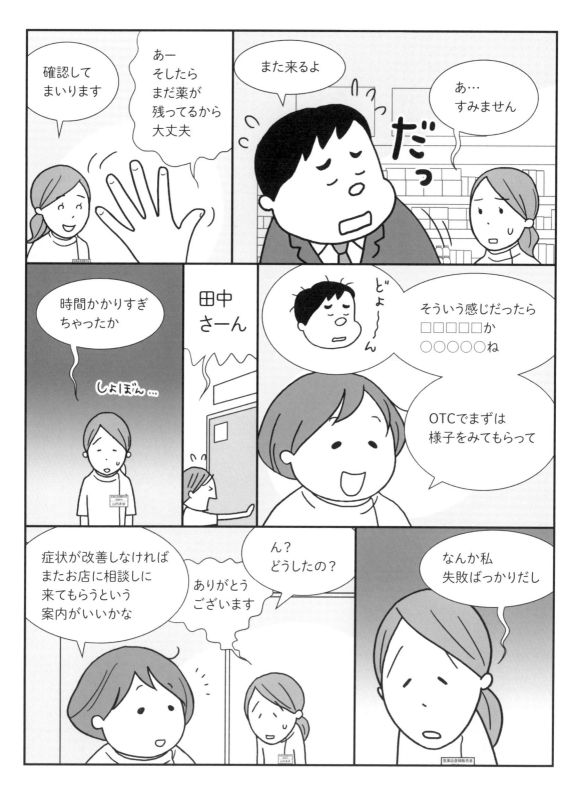

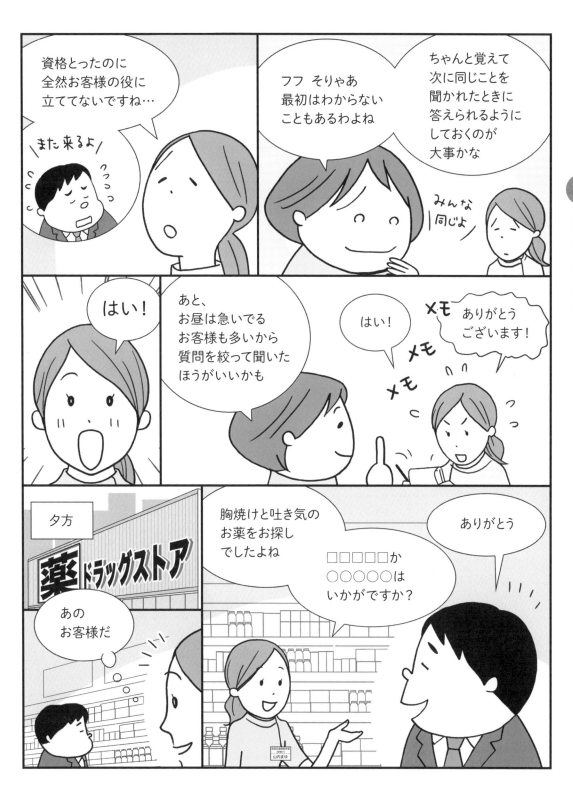

① 接客の流れ

医薬品販売の接客にはおおまかな流れがあります。場合によって多少前後することはありますが、基本的にその流れに沿って対応します。

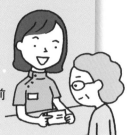

■ 接客の流れ

　試験勉強では接客は学ばないため、戸惑う登録販売者も多いと思います。最初のうちは、お客様に聞かなくてはならないことがたくさんあって、慌ててしまうこともあるかもしれません。上達のカギは、とにかく**接客の場数を踏んで慣れる**ことと、**先輩たちの接客を見て盗む**ことです。先輩にフォローしてもらいながら、ぜひ積極的に挑戦してください。

　接客の流れに決まったルールはありません。慣れていけば、どんな順番で、何を話したら上手に薬をすすめられるのか、自分なりのやり方が身についてくるはずです。まずはおおまかな接客の流れを確認し、お客様とどのようにコミュニケーションを取っていけばよいのかを把握しましょう。

接客の流れ

1.使用者の意図の確認

- どのような目的で薬を買いに来たのかを確認する(すぐに必要な薬、常備薬、予防目的の薬など)
- 常備薬の場合、指定された薬の取扱いがあるかどうかを確認する
- 薬を使う人は、来店している本人かどうかを確認する

2.使用者の症状の確認

- どのような症状があるかを確認する
- 複数の症状がある場合、お客様が一番気になる症状を確認する

3.使用者の基本情報の確認

- 治療中の病気、服用中の処方薬や健康食品、アレルギー歴などの情報を確認する
- 今出ている症状を抑えるために、別の薬を服用しているかどうかを確認する
- 眠くなりやすい薬などもあるため、車の運転や職業環境を確認する
- **2**、**3**を踏まえて、受診勧奨すべきかどうかを判断する

4.商品の選択・提案

- **3**の基本情報の見落としがないかどうかに注意しながら、商品を選択する
- 商品の特徴について説明する

5.情報提供

- 用法・用量、使用上の注意について説明する
- 症状が改善しなかった場合について説明する
- 養生法についてアドバイスする

■ 聞き上手は質問上手

医薬品販売の接客で一番大切なことは、**聞き上手になる**ことです。適切な商品を選ぶための判断材料として、どれだけたくさんの情報をお客様から引き出すかがカギになります。

聞き上手になるためには、「質問上手」になることがとても大切です。質問には2つの種類があります。それが、「**オープン・クエスチョン**」と「**クローズド・クエスチョン**」です。

オープン・クエスチョン	クローズド・クエスチョン
● 自由に答えてもらう質問 ● たくさん情報を引き出したいときに使う ● 例：どのような症状がございますか？ [注意点] 相手が答えに悩む可能性がある	● はい、いいえで答えられる限定的な質問 ● 相手の考えを明確にしたいときに使う ● 例：頭痛はございますか？ [注意点] 相手が尋問されている気分になる可能性がある

お客様の情報を上手に引き出すために、普段からこの2つの質問形式を意識して会話をしてみてください。

2章

登録販売者の実務の基本

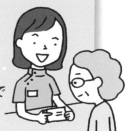

② 症状をヒアリングする

症状の聴き取りは、適切な薬を選ぶための大事な手順です。短時間でできるだけ多くのことを聴き取ることが大切です。

■ 積極的にお声がけする

　最初のうちは難しいかもしれませんが、経験を重ねるうちに、お声がけのタイミングがわかるようになります。会話のきっかけとして「**何かお探しですか？**」などとお声がけをするのもよいですし、陳列棚を見ているお客様には「**風邪薬をお探しですか？**」などと少し具体的に聞いてみるのもよいでしょう。

■ 使用者を確認するときのポイント

　お客様は代理で薬を買いに来ている可能性もあるので、まずは薬の使用者について確認します。お客様に質問するときは、プライバシーに十分配慮して行いましょう。

使用者の確認事項

項目	概要
年齢	小児では成人に比べて肝臓や腎臓の機能が未発達であり、高齢者ではこれらの機能が低下していることがあります。薬の副作用が出やすいため、薬を選ぶときは特に注意が必要です
妊娠の有無	妊娠中の薬の使用によりおなかの赤ちゃんに影響を及ぼすことがあるため、服用可否の判断は慎重に行います。妊娠週数によってリスクの大きさが異なることにも留意しましょう（➡3章扉）
授乳の有無	お母さんが服用した薬は母乳中に分泌され、それを飲むことで赤ちゃんに移行します。ただし授乳中に使用できる可能性の高い薬もあるので上手に活用します（➡154ページ）

■ 症状聴き取りのポイント

　症状の聴き取りは、薬選びの基本となる重要な情報です。前項で述べたようにオープン・クエスチョンとクローズド・クエスチョンを使い分けることが大切です。

「おなかが痛い」という訴えがあった場合の聴き取りの例

	オープン・クエスチョンの例	クローズド・クエスチョンの例
誰（Who）	どなたがお薬をお使いですか？	薬を使うのはお客様ですか？
何（What）	ほかにどのような症状がありますか？	吐き気はありますか？／下痢の症状はありますか？
いつ（When）	いつからその症状がありますか？	症状は今朝から出ましたか？
どこ（Where）	痛いのはおなかのどのあたりですか？	痛いのは胃のあたりですか？
なぜ（Why）	思い当たる原因はありますか？	生ものを食べましたか？
どのように（How）	どのような痛みですか？	激しく痛みますか？／焼けるような痛みですか？

※常に5W1Hを意識しながら質問をしていくと混乱しにくいです。5W1Hとは、Who（だれが）、When（いつ）、Where（どこで）、What（なにを）、Why（なぜ）、How（どのように）を指す言葉です。

■ 使用者の基本情報を確認するときのポイント

症状の聴き取りができたあとは、薬を絞り込むために質問します。

基本情報の確認事項

項目	オープン・クエスチョンの例	クローズド・クエスチョンの例
アレルギー歴	薬や食べ物のアレルギーがあれば教えていただけますか？	解熱鎮痛薬を使って喘息が出たことはありますか？
治療中の病気	現在治療中の病気があれば教えていただけますか？	高血圧はありますか？
病歴	これまでにかかったことのある病気があれば教えていただけますか？	胃潰瘍と診断されたことはありますか？
服用中の薬	現在服用中の薬や健康食品があれば教えていただけますか？	現在高血圧のお薬は飲んでいますか？

　基本情報を確認する場合、こちらの質問が漠然としていると、適切な返答をいただけない場合があります。たとえば「現在治療中の病気はありますか？」と質問したときに「ない」と言われても、「高血圧はありますか？」と具体的に質問すると「ある」と言われることがあります。こういった事態を避けるため、具体的な薬の名前や症状を口に出すことが大切です。

　また抗ヒスタミン薬や麻薬性鎮咳薬、鎮静薬など、副作用で眠くなる成分の含まれた商品をすすめるときは、「運転する予定はありますか？」などと確認することも大切です。

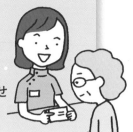

3 商品を選ぶ

OTC医薬品にはたくさんの種類があり、最初は選択に迷うかもしれません。商品選びのポイントを確認しておきましょう。

■ 症状から商品を選ぶときのポイント

お客様の症状から商品を選ぶときには、いくつかのポイントがあります。下準備をしておくと安心して販売できますので、一緒に確認していきましょう。

❶ シンプルな成分配合の商品から選ぶ

1つの商品に入っている成分が多ければ多いほど、お客様の持病の有無やほかの医薬品との飲み合わせ、副作用など、考えなくてはならない項目が増えていきます。OTC医薬品は配合剤が多いので、**単剤（1つの薬効成分のみによってつくられた薬剤）をはじめとするシンプルな成分配合の商品**を知っておくと便利です。

単剤の例

分類	商品名	成分
解熱鎮痛薬	タイレノールA	アセトアミノフェン
	リングルアイビーα200	イブプロフェン
抗ヒスタミン薬	アレグラFX	フェキソフェナジン塩酸塩
	クラリチンEX	ロラタジン
	アレジオン20	エピナスチン塩酸塩
	レスタミンコーワ糖衣錠	ジフェンヒドラミン塩酸塩
下痢止め薬	トメダインコーワフィルム	ロペラミド塩酸塩
便秘薬	酸化マグネシウムE便秘薬	酸化マグネシウム
かゆみ止め（外用）	ベトネベートクリームS	ベタメタゾン吉草酸エステル
	新レスタミンコーワ軟膏	ジフェンヒドラミン塩酸塩

❷ 「この症状にはこの商品」とあらかじめ決めておく

いろいろな場面を想定して、「**この症状にはこの商品をおすすめしよう**」というようにあらかじめ商品をピックアップしておくことで、滞りなく対応できます。

たとえば風邪薬の場合、のどの痛みがとくに気になる方におすすめの商品、咳がとくに気になる方におすすめの商品というように、**症状ごとに商品を2つずつピックアップ**していきます。さらにピックアップした薬を2つから3つ…と増やしていくと、より幅広い選択肢の中から最適なものを選べるようになります。

また、おすすめ商品を1つではなく2つピックアップしておくのは、**お客様自身で商品を選択した方が納得して購入される可能性が高いから**です。1つの商品のみを紹介すると、その商品の特徴がわかりにくいですし、なぜその商品をすすめるのかがうまく伝わらないこともあります。OTC医薬品は医療用医薬品と異なり、「お客様自身が商品を選んで服用する」というところがメリットの1つですので、それをできる限り尊重しましょう。

❸ 症状が複数あるときは「一番気になる症状」を確認する

お客様の症状は複数ある場合も多いため、何を基準にして商品を選べばよいか迷ってしまうことがあります。そこで、「**一番気になる症状は何ですか?**」と質問して、優先すべき症状を確認します。たとえば、頭痛、鼻水、咳など「風邪」と思われる症状が出ており、お客様の「一番気になる症状」が頭痛だった場合、解熱鎮痛薬を優先的に考えながら商品を選んでいきます。

❹ パッケージの情報を正しく伝える

商品パッケージの正面（フェイス）には、大きな文字で購買意欲を高める為の効能・効果が書いてあることがあります。これにより思わぬ誤解が生まれることがあります。

たとえば解熱薬をお求めのお客様におすすめする商品のフェイスに、大きく「頭痛」と書かれていたとします。するとお客様は、「熱」なのになぜ「頭痛」薬をすすめるのか不思議に思うことがあります。そのようなときは、パッケージの裏面などに小さな文字で書かれた「効能・効果」の部分を見せて、熱を下げる薬と頭痛を和らげる薬は同じであるという説明をします。このように**専門家にとっては「あたり前」のことが、お客様にとっては「知らないこと」である**可能性もあることを念頭に置いて情報提供を行いましょう。

4 説明する

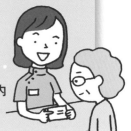

医薬品を適切に使用していただくためのカギとなる情報提供。情報の内容はもちろんのこと、お客様への「伝え方」も大切です。

■ お客様に情報提供を行うときのポイント

　情報提供には大きく分けて、**商品の特徴、用法・用量、副作用、使用上の注意、その他**の5つがあります。まずは全体を通して基本となる「守りたい3つの約束」を確認しましょう。

守りたい3つの約束

❶ 診断しない

　「診断」とは医師が診察して病状を判断することであり、医行為に含まれます（医師法第17条）。よって**薬剤師も登録販売者も診断はできません**。しかし、どのような病気の可能性があるのかを想像し、**受診勧奨の必要性について「判断」しなくてはならない**ことがあります。その際、「あなたは○○かもしれません」と病名を伝えると医行為にあたる可能性があり、お客様を過度に不安にさせる原因にもなり得ます。病気の可能性についてお伝えしたいときは、かみくだいた表現を心がけましょう。

伝え方の例

○ 具体的な病名は出さずに、
　「OTC医薬品では対応できない病気の可能性があります」と伝える。

○ 病名をやさしく言いかえる。[例] 帯状疱疹 ➡ ウイルスによる皮膚症状
　　　　　　　　　　　　　　　　胃潰瘍 ➡ 胃粘膜がただれて傷ついている状態

❷ 正確に伝える

　情報を誇張して伝える、副作用などのネガティブな情報を意図的に隠すなどの行為は、お客様にとって不利益になります。根拠もなく「効果が高い」と伝えたり、事実に反して「副作用はない」と伝えたりはしないようにしましょう。

たとえば、商品の「メリットばかりを話す人」と「メリットとデメリットの両方を話す人」がいたとしたら、どちらの人を信用したくなるでしょうか?多くの人は後者を選ぶと思います。薬には程度の差こそあれ、必ずメリット・デメリットの両方があるので、できるだけ偏りなく伝えることが大事です。話し方の順番としては、後に話したことの方が強く印象に残るため、以下のようにまずは**デメリットから説明し、その後でメリットについて説明する**とよいでしょう。

伝え方の例

△ こちらの薬は顆粒ですので体の中ですばやく溶けますが、とても苦いです。

○ こちらの薬はとても苦いですが、顆粒ですので体の中ですばやく溶けます。

---

❸ 調べてから伝える

お客様からの質問は予想もしない方向から飛んでくるので、戸惑う登録販売者も多いと思います。しかし、わからないことは誰にでもあります。それはたとえ薬剤師であっても、ベテランの登録販売者であっても同じです。

自分の知識の範囲内で**わからないことがあったときは、「わかりません」で終わらせずに、その場で一度調べます。**お客様には「お調べしてまいります」などと一言断りを入れて、添付文書・書籍などの資料や、メーカーへの問い合わせなどで確認してから返答しましょう。ただ単に「わからない」と答えるのと、調べた結果、「わからない（＝判明しない）」とお伝えするのとでは、お客様の印象も大きく異なります。

薬については、未だ解明されていないこともたくさんありますし、限られた時間の中では、情報の海から必要なものだけを取り出すことが難しい場合もあります。「判明しない」という答えが、その時点での「最善を尽くした結果」となることもあります。臆することなく、調べものに取り組んでみましょう。

■ 情報提供の流れ

情報提供には決まった順番はありませんが、おおまかな流れを以下に示しています。状況に応じて必要なことから順に話していきます。最初のうちは、「あれも話さなきゃ、これも話さなきゃ…」と、情報の選別をするのが難しいかもしれません。何度か挑戦するうちに、そ

れぞれのお客様に優先的に伝えるべきことがみえてきます。情報の引き算が上手にできるようになると、接客に自信がつきますよ。

情報提供の流れ

1. 商品の特徴

- 成分や効能・効果、剤形、服用回数、眠気の有無など、その商品をおすすめするポイントについて

☞ポイント
2〜3個の商品をピックアップして比べながら説明すると、その商品のメリット、デメリットが伝わりやすい

2. 用法・用量

- 1回何錠、1日何回、何時間おきに服用するか
- 服用のタイミング：食前、食間、食後、就寝前など

3. 副作用

- 副作用について
  例）抗ヒスタミン薬：眠気など
  例）抗コリン薬：口の渇き、目のかすみ、異常なまぶしさなど

4. 使用上の注意

- してはいけないこと：守らないと症状が悪化する事項、副作用または事故などが起こりやすくなる事項
- 相談すること：その医薬品の使用の適否について、医師、薬剤師、登録販売者への相談が必要な事項

5. その他

- 服用中の尿や便の色の変化など
- 症状が改善しなかった場合の対処法
- 生活習慣のアドバイスや養生法

5 受診勧奨

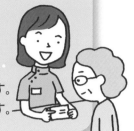

OTC医薬品で対応できないと判断した場合、お客様に受診勧奨をします。
この判断を適切に行うには、病態などの知識を身につけることが大切です。

■ トリアージも大事な仕事の１つ

トリアージとは、患者さんの重症度に応じて治療の優先順位を決めることを指す言葉です。ドラッグストアにおけるトリアージは大きく分けて、**①医療機関への受診勧奨、②OTC医薬品での対応、③養生での対応**、の３つがあります。たとえば受診勧奨すべき場面で異なる対応をすると、病院に行く機会を逃し、その間に症状が悪化してしまうことも考えられます。このように、トリアージは登録販売者の大事な仕事の１つです。

トリアージでは、**お客様の症状や病歴などを確認しながら、考えられる病気を推測**します。ただし病名を明らかにする必要はなく、「診断」にならないように注意しましょう（➡44ページ）。

受診勧奨のポイント

トリアージの見極めには、病態の知識や一般的に病院でどのような治療が行われるのかを知る必要があります。とはいえ、何から学習をスタートすればよいのかわからない人も多いと思いますので、まずはおおまかに受診勧奨のポイントを押さえましょう。トリアージに関する知識が十分でない間は、これらのポイントを中心に医療機関への受診を促してください。

受診勧奨のポイント

①症状が強い
- これまでに経験したことがないほど強い
- 眠れないほど強い
- 日常生活に支障が出るほど強い
- OTC医薬品が効かない　など

②症状が長く続いている
- 症状が治まらない
- よくなったり悪くなったりを繰り返している
- OTC医薬品で一時的に治まるが
  すぐにぶり返す　など

③症状が広範囲である
- 皮膚症状が広範囲である
- 顔全体に広がっている
- 皮膚症状に加えて熱などの全身症状がある
  など

④見た目がつらそうである
- 呼吸困難感がある、息が荒い
- 異常に汗をかいている
- 意識がもうろうとしている　など

> **トリアージの知識を深めるのに役立つサイト**

MSDマニュアル家庭版／MSD

https://www.msdmanuals.com/ja-jp/

MSDマニュアル家庭版は、病態の知識と治療薬について一般の方向けに書かれています。いわゆる「家庭の医学」はさまざまな種類のものがありますが、ここではインターネット上で見られるものを取り上げました。

もっと理解を深めたい人は…

Mindsガイドラインライブラリ／公益財団法人 日本医療機能評価機構

https://minds.jcqhc.or.jp/

治療について情報収集するのに最も適切なものは、その時点で最新のエビデンスを元に、最善の診療方法を推奨として提示した「診療ガイドライン」と呼ばれる文書です。診療ガイドラインは、病気の診断や治療など、診療の根拠や手順についての情報がまとめられています。医師を中心とした医療関係者向けに書かれているため言葉が難しいですが、こういうものがあるということは知っておきましょう。

■ 受診を嫌がるお客様には柔軟に対応を

ドラッグストアに来店されるお客様には、病院が苦手だったり、忙しくて病院に行く時間がなかったりと、さまざまな背景を抱えている人もいます。このようなお客様に**受診勧奨をしてもご理解いただけないことがある**ため、対応に悩む登録販売者もいるようです。どのように対応すればよいでしょうか。

受診勧奨の理由はできるだけ具体的に説明を

ただ単に「OTC医薬品では対応できません」とお伝えするだけでなく、なぜ医療機関への受診をすすめているのか、その理由をできるだけ具体的にお伝えします。たとえば**OTC医薬品では根本治療にならないこと**や、**病院に行けばもっとたくさんの治療の選択肢があること、不必要な商品を買うことにより発生するお客様の不利益、無意味な薬を服用した場合の副作**

用リスクなどが挙げられます。また、何科に行けばよいのか、考えられる科をアドバイスするのも1つの方法です。

受診勧奨は「説得」しない

受診勧奨が適切であると判断した場合、どうしてもそれを理解してほしいと思ってしまいます。しかし説得するつもりで受診勧奨を行うとうまくいかないことがあるので、まずはお客様の話に耳を傾けてみましょう。すると、お客様がOTC医薬品について誤解していたり、意外な理由で病院に行けなかったりすることもあります。自分が相手に対して「なぜわかってくれないのか？」と思っているときは、たいてい相手も自分に対して同じように思っています。**相手の気持ちを受け止めるだけで、こちらの考えがうまく伝わることもありますよ。**

主な診療科一覧

内科	病気全般 （適切な科を紹介する）		心療内科	吐き気や頭痛など、 心理的・社会的要因から 引き起こされる体の症状
外科	主に手術を必要とする病気		精神科	心の症状、不眠
眼科	目に関する症状		糖尿病内科	糖尿病（内科でもOK）
呼吸器科	呼吸器に関する症状		泌尿器科	尿に関する症状
産科	妊娠、出産、不妊治療		皮膚科	皮膚、粘膜に関する症状
耳鼻咽喉科	耳、鼻、のどに関する症状		婦人科	無月経、月経不順、月経痛など 女性の症状
循環器科	胸、心臓に関する症状、高血圧		肛門外科	痔、血便、便通の異常
消化器科	おなか、胃、腸に関する症状		整形外科	骨折、脱臼、捻挫、打撲などのけが
小児科	中学生くらいまでの子どもの病気		歯科	歯、歯肉に関する症状
神経内科	頭痛、めまい、まひ、しびれ			

先輩からの アドバイス

おくすり手帳が1ページ埋まるほどの薬を飲んでいるお客様や、ハチに刺されて駆け込んできたお客様に受診勧奨をしたことがあります。
また、お客様の中には、内心受診したほうがいいとわかっているけれど病院に行けずにいる方もいらっしゃいます。そのようなお客様には、怖がらせないように優しく背中を押すようなイメージで受診勧奨をするといいですよ。

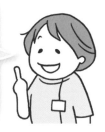

6 アフターフォロー

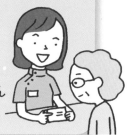

接客をしめくくるときは、お客様に「また何かあれば相談してもいいんだな」と思っていただけるような一言を添えましょう。

■ 養生法をアドバイスする

養生とは、生活に留意して健康の増進を図ることです。医薬品を販売するときや、お客様のアフターフォローをするときなどに、養生法をお伝えすることも大切です。

養生法の例

	留意点や生活のアドバイス
風邪	● 暖かくしてよく眠ることと、こまめな水分補給が大事 ● 薬はあくまで対症療法であり、つらい症状を軽減し、眠るために服用するものである ● 消化によいものを食べる
肩こり	● スマートフォンの使いすぎなどにより 　首が前に出るストレートネック（右図）の姿勢にならないよう注意する ● こまめに肩甲骨を動かす ● お風呂にゆっくり浸かる
眼精疲労	● パソコン・スマートフォンの画面の設定をブルーライト軽減モードにする ● 頭痛や肩こりを伴うときは目を温め、目の充血や痛みがあるときは目を冷やす
便秘	● 食物繊維や水分をとる ● 規則正しい生活を送る ● 運動する

■「何かあったら連絡を」と伝える

薬の接客をするときは、最後に「何か困ったことがあれば連絡（来店）してくださいね」と伝えましょう。こうすることで、お客様に安心して薬を服用していただけますし、何かトラブルが起こったときも迅速に対応することができますよ。

■ フィードバックをもらう

　登録販売者の勤務形態は変則的なことも多いですが、自分が対応したお客様に再び会えることもあります。その場合は、ぜひあなたからお声がけをしてフィードバックをもらってみてください。中には「あの薬効いたよ」と、お礼を言うためだけに来店されるお客様もいらっしゃいます。この仕事をやっていてよかったなと思える瞬間だと思います。

　気をつけたいのは、自分が対応したお客様が短期間のうちに再び来店され、同じような薬のコーナーを見ているときです。**OTC医薬品には、短期間の服用で症状が改善しなければ専門家に相談することを促しているものや、1ヵ月など比較的長期間使用することを推奨しているもの**など、さまざまなものがあります。使用期間の目安は添付文書に書いてあるので、疑問に思ったらまずは**添付文書を確認**するようにしてください。

　使用期間を超えてお薬を使った場合、OTC医薬品の濫用につながることもあるので、「**その後、体調はいかがですか?**」などと積極的にお声がけをしましょう。単純にお客様がOTC医薬品の適切な使い方を知らないだけという可能性もありますが、中にはOTC医薬品について誤解している人もいます。よく、OTC医薬品は「医療用医薬品と違って効果が弱い」「リスクが低い」「長期間服用しても問題ない」などといわれることがあります。お客様に正しく理解してもらうために、**OTC医薬品には医療用医薬品と同じ成分もあることや、どの薬にもリスクがあるということをお伝えし、必要であれば受診勧奨を行ってください。**

■ 風邪薬にはとくに注意

　前述したように、OTC医薬品の効果やリスクを誤解したまま使用するケースが多いのは、風邪薬です。多くの風邪薬には交感神経刺激薬や麻薬性鎮咳薬などが複合的に入っていますが、連用によるリスクについてはあまり知られていません。

　一般的に風邪薬の添付文書には「5～6回服用しても症状の改善がみられない場合は、服用を中止し、医師、薬剤師又は登録販売者に相談してください」と書かれています。これは**普通の風邪であれば2～3日で症状の改善がみられる**からです。**5～6回服用して症状の改善がみられない場合、ほかの病気を考慮する必要**が出てきます。風邪薬を連続して使おうとしているお客様を見かけた場合は、ぜひお声がけをお願いします。

7 客層を把握する

店舗の客層によって、忙しい時間帯や売れ筋商品がガラッと変わります。客層の分析はお店の売上にも大きくかかわってきます。

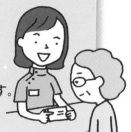

客層分析は店舗売上の要

　客層は、商品の選定やスタッフのシフトなどにも大きくかかわります。たとえばオフィスワーカーが多い店舗では、オフィスの始業時間前、お昼休み、退勤時間は混み合うことが多く、土日祝日はお客様が少ないこともあります。また、売場面積が小さい店舗が多いので、商品の選定や陳列を工夫し、スタッフのシフトや休憩時間もお客様の動向に合わせてつくります。このように、**客層の分析はお店の運営と切っても切り離せない関係**があります。例として、駅前型店舗と郊外型店舗の違いをみてみましょう。

駅前型店舗と郊外型店舗の客層

	主な客層	店舗	商品	薬の相談
駅前型店舗・都市型店舗	● 単独客 ● 駅の利用者 ● 観光客 ● オフィスワーカー ● 年齢層は低い傾向がある	● 敷地面積が小さい ● 1階が医薬品売場、2階が化粧品売り場という店舗もある	● 商品数が少ない ● 小さい包装の医薬品が多い ● 各店舗で取り扱い商品に特色が出やすい	● 時間のない方が多く、相談の時間は短い傾向がある ● 的確な質問と端的な説明など、効率性が重視される
郊外型店舗	● 家族連れ ● マイカー利用者 ● 年齢層は幅広く、高齢者も多い	● 敷地面積が大きく、駐車場も完備されている ● 1階建ての店舗が多い	● 商品数が多い ● ペット用品やおむつなど、かさばるものも置いてある	● じっくり相談されることも多い ● 幅広いラインナップの中から商品を選ぶことができる

■ 売れ筋商品の把握

お店の売れ筋商品を知ることで、商品の案内や品出し、発注業務などをスムーズに行うことができます。商品を覚えていくときの目安にもなりますので、ぜひ優先事項にしましょう。

また、**商品が最も人の目にとまりやすく手に取りやすい陳列棚の位置を、ゴールデンゾーンと呼びます。**ゴールデンゾーンは一般的に、75〜135cmの高さの位置です。ゴールデンゾーンに並んでいる商品は、そのお店の売れ筋商品やお店が販売に力を入れている商品であることが多いので、確認しておくことをおすすめします。

客層による売れ筋商品の違い

主な客層	よく売れるものと傾向
ファミリー層	● 日用雑貨 ● ベビー用品や介護用品など、さまざまな年代の人が使う商品 ● 大容量の洗剤や常備薬など、かさばる商品
オフィスワーカーや学生	● 1個単位での飲料やお菓子 ● 小さなパッケージの薬 ● 客単価は低い傾向がある
観光客	● 医薬品 ● 日本製の化粧品や食品 ● 各国で人気のある商品が異なる ● 日本で人気のある商品を聞かれることもある

先輩からのアドバイス

駅前のドラッグストアで勤務していますが、曜日と時間帯によって幅広い客層のお客様が来店されます。平日夕方までは主婦やシニア層、夕方以降は仕事帰りの方、土日はファミリー層が多いです。
自分のお店の客層と混雑する時間帯を知っておくと、仕事がやりやすくなりますよ。

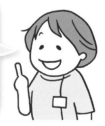

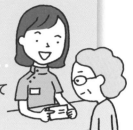

8 商品知識をつける①

取り扱っている商品はたくさんありますので、優先順位をつけて覚えていきます。お客様によく聞かれるものから順にスタートしましょう。

■ 覚える商品に優先順位をつける

　商品はやみくもに覚えずに、優先順位をつけて覚えましょう。優先する商品は、**売れ筋商品**や**推奨販売品**、そして**季節商品**です。

　売れ筋商品を把握するのに一番よい方法は、「何が売れているのか?」を意識しながら仕事をすることです。レジにいるときは、お客様が買っていく商品を直接見ることができますし、品出しや陳列棚を整えるときは、どんな商品が品薄になっているかを確認することができます。発注担当になっている場合は、どの商品がどれくらい売れているのかを具体的に知ることもできます。

■ 推奨販売品とは

　推奨販売品は、会社によっては制度がないこともありますが、大手のドラッグストアでは、ほとんどのところで設定されています。

　推奨販売は、お客様のニーズ（目的）やウォンツ（欲しいもの）を直接伺い、それに適した商品をおすすめする販売方法です。「推売」などと略されることもあります。これによりお客様は今まで知らなかった商品を知ることができますし、数ある商品から目的のものを選ぶ手間を省くことができます。ドラッグストアでは、一般的に、**PB商品**※（**プライベート・ブランド商品**）などの利益率の高い商品が推奨販売品となっています。つまり、スタッフが推奨販売品を選んで販売すれば、小売店側にもメリットがあるということです。

　推奨販売品に力を入れているかどうかは、会社や店長の方針によってかなりバラつきがあります。店舗によっては、スタッフ個人の販売成績が可視化されていることもあります。

　また、入社後に推奨販売品についての研修が行われたり、上司から推奨販売品を覚えてきてほしいと言われたりすることもあります。その場合は指示通りに推奨販売品を先に覚え、

その後に売れ筋商品を覚えていきましょう。

　推奨販売品はお客様にとってはマイナー商品であることも多く、ブランドへの信用力においては不利な面がありますので、その知識だけでは案内がうまくいかないこともあります。**ライバル商品（推奨販売品の競合となる商品）と推奨販売品を比較してその特徴を説明することで、はじめて推奨販売品としての価値が生まれます。**そのことを心にとめて、少しずつライバル商品の知識も増やしていきましょう。

> ※PB商品 … 小売店などが独自のブランドで展開する商品のこと。たとえばマツモトキヨシの「matsukiyo」などがそれにあたる。対してNB（ナショナルブランド）という言葉もあり、たとえば大正製薬の「パブロン」のように一般的に全国的に知れわたっているメーカーブランドのことを指す。プライベートブランドのメリットとして、お客様からのニーズの高い商品を提供できることや、価格設定が自由に行えることなどが挙げられる。

■ 季節商品もチェックする

　季節商品とは、季節ごとに売れ筋となる商品のことです。夏と冬ではお客様の欲しいものもガラッと変わります。ドラッグストアでも季節ごとのお客様のニーズに合わせて、店頭に置く商品や店内の棚割などを変更していきます。

　季節商品は各社一斉に発注することになるため、商品によってはすぐに出荷制限がかかってしまうこともしばしばあります。そうならないために先手を打って発注することが大事です。ただし、売れ残って在庫が増えすぎてしまわないように調整する必要もあり、発注の難易度が比較的高い商品群です。

　次ページに、季節ごとのキーワードをまとめました。たとえば2月のキーワードは「花粉症」となっていますが、その**1ヵ月ほど前から一番目立つ場所に花粉症対策商品を陳列**します。季節商品はお客様にご案内する可能性の高い商品ですので、先回りして商品知識をつけておくとよいですね。

季節ごとのキーワード

季節	月	キーワード
春	3	新生活の準備、化粧品の新調
	4	新生活のストレス
	5	ゴールデンウィーク、虫さされ、イネ花粉症、五月病、水虫
夏	6	梅雨、湿気対策、低気圧による不調
	7	夏休み、美白、日焼け止め、暑さ対策、熱中症、殺虫剤
	8	夏バテ、スキンケア
秋	9	シルバーウィーク、食欲の秋、胃腸薬
	10	スポーツの秋、外用鎮痛消炎薬
	11	風邪薬、消毒薬、乾燥対策、リップクリーム
冬	12	クリスマス、使い捨てカイロ、保湿剤、入浴剤、二日酔い
	1	正月、食べ過ぎ、インフルエンザ、中国の旧正月
	2	花粉症

■ 一過性の人気商品もある

　ドラッグストアの商品の動向は、テレビやCMなど、**メディアの影響も非常に大きい**です。前日に健康番組である商品について放送されると、翌日その商品が店舗から一斉になくなることがあります。一過性の需要増加を予測することは困難ですが、SNSではこのような情報が共有されていることもあります。事前に情報が入手できると、発注業務を行うときに役立ちますし、お客様への案内もスムーズです。

先輩からの アドバイス

推奨販売品を覚えるには、店舗に勉強用の資料があると思うのできちんと読み込み、ドリンク剤など試せるものであれば自分で使ってみるのがいいと思います。お客様におすすめするときは「同じ成分ですが、こちらのほうが安いです」「小粒で飲みやすいです」など、その商品ならではの強みをわかりやすい言葉で説明するように心がけています。

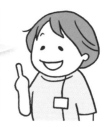

⑨ 商品知識をつける②

売れ筋商品が把握できたら、今度はそれ以外の商品も徐々に覚えていきます。覚えるべき商品と学習方法を押さえておきましょう。

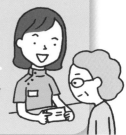

■ ライバル商品を覚える

　前項で、利益の取れるPB商品が推奨販売品となっていることが多いと説明しました。PB商品（推奨販売品）は、その商品自体の**訴求力**※があまりありませんので、**ほかの商品と比較してその特徴を説明する**必要があります。推奨販売品とそのライバルとなる類似品は、表裏一体の関係なのです。

　もう少し身近な例で考えてみましょう。たとえば、任天堂のゲーム機と同じような性能を持つ、無名ブランドのゲーム機があるとします。皆さんがその無名ブランドのゲーム機を販売するとしたらどうしますか？　おそらく多くの人が、「任天堂のゲーム機の性能や価格と比較して、ここが違っている」という説明をすると思います。このような説明をするためには、任天堂のゲーム機のことを知っておく必要があります。つまり、ライバル商品について知ることは、推奨販売品を販売するスキルをも押し上げてくれるのです。**推奨販売品の成分配合から、どのようなお客様をターゲットにした商品なのかを分析し、ライバル商品を探してみてください。**もしライバル商品がわからなければ、店長や先輩に聞いてみてくださいね。

> ※訴求力 … 消費者の購買意欲を刺激する力、程度のこと。ここでは、薬の外箱の華やかなデザインなどのことを指す。

■ 興味のあるものから覚える

「好きこそ物の上手なれ」ということわざがありますが、自分の好きなことは早く上達するものです。もし何か**興味のある分野があれば、そこから勉強していくとよい**ですよ。とくに登録販売者試験に合格後、漢方薬について深く学んでいる登録販売者がたくさんいます。薬剤師でも漢方薬の知識には差がありますので、詳しい登録販売者は貴重な存在です。

■ 課題はお客様が運んできてくれる

実際に働きだすと、お客様から聞かれた質問にうまく答えられないことがたくさん出てきます。これらは知識の「種」になりますので、その場でメモを取ってください。そしてその種は放置せずに、**その日のうちに人に聞いたり自分で調べたりして、きちんと育ててください**。1日1つでも、1週間に1つのペースでもかまいません。知識を増やしていくには、この小さな積み重ねが非常に大切です。

■ 添付文書は知識の宝庫

添付文書は勉強のためのよい材料になります。とくに添付文書の「**使用上の注意**」の「**してはいけないこと**」と「**相談すること**」はじっくり読んでほしい部分です。OTC医薬品は複数成分の配合薬が多いのですが、添付文書には、どの成分がそれらの記述の根拠なのかが具体的に書かれていません。それを読み解く作業はとてもよいトレーニングになります。

添付文書は製薬会社のホームページで閲覧できますが、該当のページが見つけにくいこともありますので、以下の添付文書検索ページを使えるようにしておきましょう。

添付文書を検索できるサイト

一般用医薬品・要指導医薬品の添付文書情報／PMDA
https://www.info.pmda.go.jp/osearch/html/menu_tenpu_base.html

おくすり検索／日本OTC医薬品協会
https://jsm-db.info/

学習に使えるサイト

製品添付文書・説明文書一覧　第一三共ヘルスケア
https://www.daiichisankyo-hc.co.jp/package_insert/
第一三共ヘルスケア商品の「使用上の注意」について解説した文書が
掲載されており、添付文書の読み方を学ぶよい教材になる。

添付文書から勉強する

添付文書の記述がどの成分によるものかを考えることで知識を深めることができます。

成分：プソイドエフェドリン塩酸塩、クロルフェニラミンマレイン酸塩、ベラドンナ総アルカロイド

鼻炎用内服薬

服用前にこの説明書を必ずお読みください。
また、必要な時に読めるよう保管してください。

第 2 類医薬品

鼻みず・鼻づまり・くしゃみに

鼻炎薬 Z

 使用上の注意

してはいけないこと

> 1の（2）（3）は、プソイドエフェドリン塩酸塩による影響が考えられるため。

1. 次の人は服用しないで下さい。
   (1) 本剤又は本剤の成分によりアレルギー症状を起こしたことがある人
   (2) 次の症状のある人：前立腺肥大による排尿困難
   (3) 次の診断を受けた人：高血圧、心臓病、甲状腺機能障害、糖尿病
2. 本剤を服用している間は、次のいずれの医薬品も使用しないで下さい。
   他の鼻炎用内服薬、抗ヒスタミン剤を含有する内服薬等（かぜ薬、鎮咳去痰薬、
   乗物酔い薬、アレルギー用薬等）、胃腸鎮痛鎮痙薬
3. 服用後、乗物又は機械類の運転操作をしないで下さい。
   （眠気や目のかすみ、異常なまぶしさ等の症状があらわれることがあります）
4. 長期連用しないで下さい。

> 3は、クロルフェニラミンマレイン酸塩やベラドンナ総アルカロイドによる影響が考えられるため。

 相談すること

1. 次の人は服用前に医師、薬剤師又は登録販売者に相談して下さ
   (1) 医師の治療を受けている人
   (2) 妊婦又は妊娠していると思われる人
   (3) 授乳中の人
   (4) 高齢者
   (5) 薬などによりアレルギー症状を起
   (6) かぜ薬、鎮咳去痰薬、鼻炎用内服
      動悸を起こしたことがある人
   (7) 次の症状のある人：高熱、排尿困難
   (8) 次の診断を受けた人：緑内障、腎臓病
   (9) モノアミン酸化酵素阻害剤（セレギリン塩酸塩等）で治療を受けている人
      （セレギリン塩酸塩は、パーキンソン病の治療に用いられる）
2. 服用後、次の症状があらわれた場合は副作用の可能性がありますので、直ちに服用を

> 1の（7）高熱は、風邪以外のウイルス性の感染症やその他の重篤な病気も考えられるため。

> 1の（7）排尿困難と（8）緑内障は、クロルフェニラミンマレイン酸塩とベラドンナ総アルカロイド、プソイドエフェドリン塩酸塩による影響が考えられるため。
> （8）腎臓病と（9）はプソイドエフェドリン塩酸塩による影響が考えられるため。

※図は添付文書のイメージであり、商品は実在しません。

2章

登録販売者の実務の基本

10 剤形を覚える

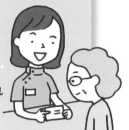

薬にはいろいろな剤形があり、効果が最大限に発揮できるよう工夫され
ています。お客様の要望に沿って対応しましょう。

さまざまな剤形

　薬は体内で効果を発揮させるために、さまざまな工夫を凝らした形状のものがあります。
剤形によって、成分が効き始めるタイミングや効きめの持続時間なども変化します。

　たとえばコーラックに代表される便秘薬では、胃で溶けずに腸で溶ける「**腸溶錠**」のもの
があります。これは薬の成分を、効果を発揮させたい場所である腸までしっかりと届けるた
めの剤形です。

　また、チュアブル錠や口腔内崩壊錠（OD錠）は、水なしで飲めるという利点があります。
「**チュアブル**」という言葉は、chew（かむ）とable（できる）という言葉が合わさったもの
で、その名の通り、口の中でかんで溶かして服用します。**口腔内崩壊錠**はチュアブル錠より
もさらに溶けやすく、少量の唾液でサッと溶けるため、嚥下障害のある方やお子さまでも飲
みやすい剤形です。このようにさまざまな剤形の薬があります。お客様の状態や要望に沿っ
て選びましょう。

海外で好まれる剤形

　国が違えば、薬の文化も変わります。たとえば粉薬は、一般的にアジア圏で好まれる剤形
であり、欧米ではほとんど使用されません。

　また、アメリカ人のお客様に、ビタミンCの錠剤を水に溶かして飲むタイプの薬がないか
どうか聞かれることがあります。これは**エフェルベセント錠（発泡錠）**と呼ばれる剤形で、固
形の入浴剤のように水の中で錠剤をシュワシュワと溶かし、飲むタイプの薬です。エアボー
ン（Airborne）という商品が有名ですが、エアボーンは薬ではなく、ビタミンなどを配合し
たサプリメントです。

内服薬の主な剤形

小児や高齢者では錠剤が飲み込みにくい人もいるため、粉薬や液剤、口腔内崩壊錠が好まれる

大分類	小分類	特徴	例
錠剤	錠剤	胃で溶ける錠剤	タイレノールA
	腸溶錠	腸で溶ける錠剤	コーラック
	チュアブル錠	かみながら口の中で溶かす錠剤	太田胃散チュアブルNEO
	口腔内崩壊錠	唾液で自然に崩壊するラムネ状の薬	ピシャット下痢止めOD錠
カプセル剤	カプセル剤	顆粒が詰まっているカプセル	パブロン鼻炎カプセルSα
	軟カプセル剤	液体が詰まっているカプセル	リングルアイビーα200
散剤・顆粒剤	散剤	粉末状の薬	太田胃散
	顆粒剤	粒状の薬	漢方薬のエキス顆粒
内用液剤・シロップ剤		液体状の薬	小児用ジキニンシロップ

外用薬の主な剤形

軟膏とクリームは異なる基剤が使用されているため、使い心地や刺激性などが異なる

大分類	小分類	特徴
塗り薬	軟膏剤	クリームよりもべたつきやすいが刺激が弱い
	クリーム剤	軟膏よりもべたつきにくいが刺激が強い
	外用液剤	冷却感があり伸びがよい
貼付剤		患部に貼って使う薬

変わった剤形・服用方法の薬

商品名	剤形	服用方法	成分
ピタス咳トローチ	フィルム剤	● トローチを舌にのせたら口を閉じ、上あごに貼り付けて使う ● 水なしで服用できてのどあめなどを使いにくい場面でも使える	● フェノールフタリン酸デキストロメトルファン ● グアヤコールスルホン酸カリウム ● セチルピリジニウム塩化物水和物
龍角散ダイレクトスティックミント／ピーチ	粉末剤	● 舌の上に薬をおき、ゆっくり溶かすようにしながら、のどのほうに運ぶ ● 生薬成分がのどの粘膜に直接作用する ● 水なしで服用し、服用後20〜30分は飲食をしない	● キキョウ末 ● セネガ末 ● カンゾウ末 ● キョウニン ● ニンジン末 ● アセンヤク末

接客スキルを磨くには

同じ話を3人にする

　店舗で働きだすと、知識のインプット（入力）だけでなく、その情報をお客様にわかりやすく伝えるために、アウトプット（出力）する力も重要になります。ここでは、その力を身につける方法を提案します。

　昔、有名な芸人さんが、「同じ話を3人にするとうまくなる」と話しており、それ以降私も講義のリハーサルは3回行うようにしています。すると自分の言いたいことが整理され、旨味だけが残ります。医薬品の接客でも同様に、何度も繰り返すことで、商品を案内するときの言葉やお客様への質問事項が洗練されていきます。

会話を練習する方法

　では、同じ話を3回する機会を、仕事以外で意図的につくるにはどうしたらよいでしょうか。1つ目は、商品知識を誰かに話すことです。お客様の症状や年齢などの設定を決め、どの商品をどうすすめるかを考えながら話してみます。ここで重要なことは、声に出すこと。頭の中ではスムーズに話せても、声に出すと、あやふやな部分が見つかることがあります。誰かにお客様役をやってもらうとよりよいですが、ペットやぬいぐるみに話しかける方法でもかまいません。

　そして2つ目は、接客をする機会があったら、その会話をメモしておくことです。自分の会話の改善点があればそれを盛り込んで、自分なりの接客事例（台本）をつくります。人は話し慣れていることはすらすら出てくるので、接客事例を声に出して繰り返してみましょう。

想定外の質問への対応

　どんなに準備をしていても、想定外の質問により会話が止まることがあります。芸人さんでいう「アドリブ」の発生率が高いことが、医薬品の接客のつらいところです。しかしこのようなときは、「機転を利かせてうまく切り抜ける」必要はありません。代わりに「わからないことが発生したときの対応」を知っておけばよいのです。こちらについては第4章で触れているので（➡177ページ）、参考にしてください。

第3章 薬の選び方

第3章では、お客様から聞かれることの多い症状への対応について、12のカテゴリーに分けて説明しています。また、複数の安全性評価の資料をもとに妊娠中・授乳中の人への対応についても記載していますので、以下の点に注意して情報を活用してください。

「安全」という言葉について

妊娠中の薬の使用について説明するときは、「安全」、「問題ない」という言葉は慎重に使いましょう。先天的な病気を持つ赤ちゃんは、薬の使用とは関係なく2〜3％産まれます。「安全」という言葉はこの数字以上にはならないという意味ですので、あわせて説明するようにしましょう。

妊娠週数を確認しましょう

赤ちゃんへの薬の影響は、薬の使用時期、種類や量によって異なります。妊娠期間は初期・中期・後期に分かれており、妊娠初期は「妊娠0〜15週（1〜4ヵ月）」、妊娠中期は「妊娠16〜27週（5〜7ヵ月）」、妊娠後期は「妊娠28〜39週頃（8〜10ヵ月頃）」です。胎児が薬の影響を最も受けやすい時期は、「妊娠4〜15週」です。この時期は、添付文書の「してはいけないこと」と「相談すること」のどちらにも妊娠中の人についての注意書きがない商品を選ぶか、受診勧奨をします。それ以降の週数では商品ごとに判断しますが、薬を使うとしても数日間に限り、症状が改善しないか繰り返す場合には受診を促します。薬の使用可否について判断しかねる場合は、妊娠初期と同様の対応をしましょう。

ニーズに合った薬を選ぼう

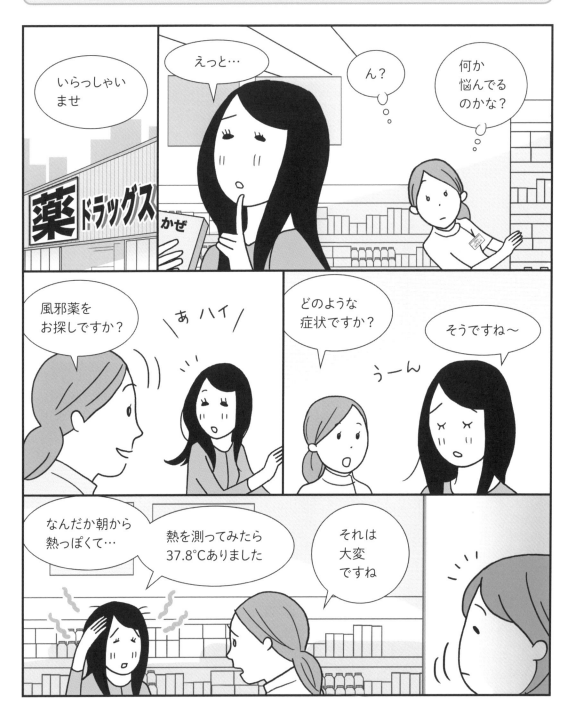

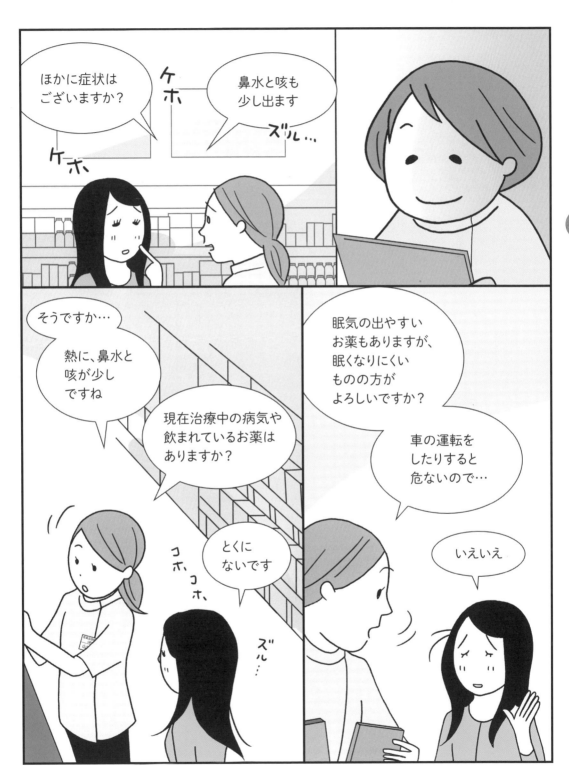

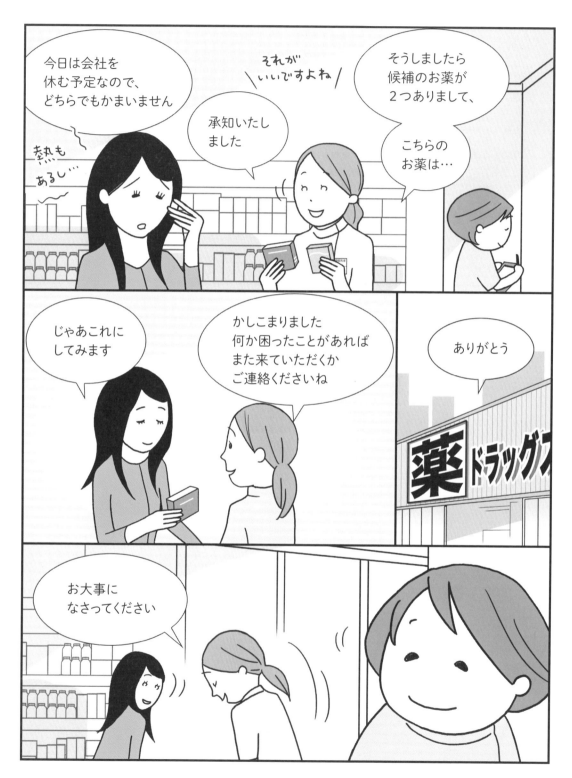

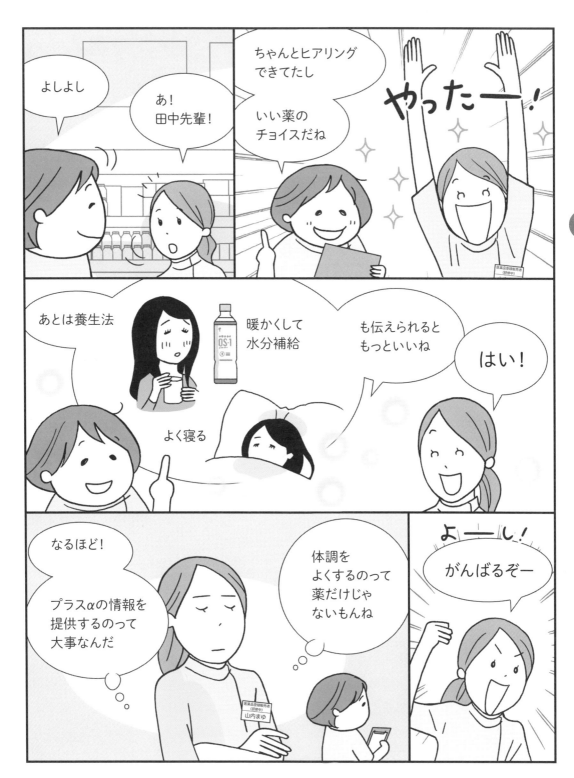

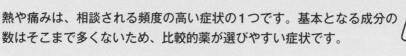

Case 1 熱、痛み

熱や痛みは、相談される頻度の高い症状の1つです。基本となる成分の数はそこまで多くないため、比較的薬が選びやすい症状です。

主な症状

頭痛	緊張型頭痛や片頭痛をはじめとするさまざまな原因があり、最近では薬物乱用頭痛も増えている。また、命にかかわる危ない頭痛もあるので注意が必要である
生理痛	主な原因はプロスタグランジン。生理中は経血を体外に押し出すためにプロスタグランジンが分泌され、この作用によってお腹や腰が痛くなる
のどの痛み	細菌、ウイルス感染による咽頭・扁桃の炎症や、声の出し過ぎやタバコなど、のどを酷使することが原因になることもある
歯痛	むし歯や歯周病（歯槽膿漏）が主な原因。薬で痛みをごまかしているうちに症状が悪化することがあるため、受診勧奨を基本とする
発熱	発熱の主な原因は、風邪やインフルエンザなどの感染症。体内にウイルスなどが入ってくると、私たちの体内では免疫の働きが活発になり、その結果、発熱を生じる
肩こり痛、腰痛	主な原因は筋肉の緊張や炎症によるものである。腰痛の原因はさまざまで、原因が特定できるものは15％程度といわれているが、長引く腰痛の場合は受診をすすめる

● 症状聴き取りのポイント

緊張型頭痛と片頭痛を見分ける

頭痛のよくあるタイプとして、緊張型頭痛と片頭痛の2つがあります。

緊張型頭痛は、デスクワークや精神的なストレスなどによって血行が悪くなり、頭や首の筋肉が緊張することによって起こります。近年はスマートフォンの使い過ぎで、このような症状を訴えるお客様も増えています。

それに対して**片頭痛は、まだ原因やメカニズムが解明されていません。**一般的には、収縮していた脳の血管が急に拡張することによって生じるといわれています。

68

緊張型頭痛と片頭痛の特徴

特徴	緊張型頭痛	片頭痛
頭のどこが痛い?	両側(首から後頭部)	片側もしくは両側(こめかみ周辺)
痛みはどのくらい続く?	30分間から数日間ダラダラと続く	4時間から3日間
生活への支障は?	それほど支障はない	仕事や家事に支障が出ることがある
どのような痛み?	後頭部が締め付けられるような痛み	ズキンズキンと拍動性の痛み
頭痛以外の症状は?	首や肩のこり	吐き気、光過敏、音過敏
その他	温めると楽になる	冷やすと楽になる

薬物乱用頭痛に注意

　薬物乱用頭痛とは、頭痛持ちの人がその都度鎮痛薬を飲んでいるうちに、慢性的に頭痛を起こすようになった状態です。頭痛薬の接客をするときは、月にどのくらい鎮痛薬を使っているかを確認しましょう。**単一成分の鎮痛薬であれば1ヵ月に15日以上、複数成分の鎮痛薬であれば1ヵ月に10日以上服用している場合、薬物乱用による頭痛の疑い**があります。

　とくにカフェインや催眠鎮静薬などの依存性のある成分を含む鎮痛薬は、薬物乱用頭痛の発症リスクが高いとされています。鎮痛薬を選ぶときは、できるだけ単一成分のものを選び、必要以上に服用しないことが大切です。

「たかが生理痛」ということはない

　生理痛は多くの女性が悩まされる症状ですが、その痛みの強さや頻度などは人によって大きく異なります。**日常生活に支障が出るほどの強い痛みがある場合や、OTCの鎮痛薬を使っても効果がない場合、婦人科の受診**を促しましょう。子宮内膜症などの重大な病気の可能性もあるので、痛みを我慢しないことが大切です。

激しいのどの痛みは受診勧奨を

　つばを飲み込めないほどのどが痛い場合や38℃以上の高熱が伴う場合、病院での治療を必要とする細菌感染を起こしている可能性があります。のどは空気の通り道であり、症状の悪化により呼吸困難を起こすこともあるので注意が必要です。

片頭痛の疑いがある

- 吐き気を伴う頭痛がある
- 軽度であればOTCの頭痛薬で様子を見てもよいが、効果が不十分な場合は受診を促す

脳の病気の疑いがある

- 突然激しい頭痛が起こる
- 吐き気や手足のまひ、しびれを伴う
- ろれつが回らない

薬物乱用頭痛の疑いがある

- 1ヵ月に10日以上、鎮痛薬を飲んでいる

月経困難症の疑いがある

- 日常生活に支障が出るほど生理痛が強い
- 鎮痛薬が効かない

溶連菌感染症 の疑いがある [1]

- 主な症状は高熱、のどの痛み、扁桃腺の腫れ
- 2～10歳の子どもに多い
- 舌にイチゴのようなブツブツができることもある

急性喉頭蓋炎の疑いがある [2]

- のどに激しい痛みがある ● 息が苦しい

[1]：溶血性連鎖球菌という細菌が原因で起こる感染症である。
[2]：主にインフルエンザ菌という細菌が原因で起こる感染症である。

主な有効成分とその特徴

分類	成分	特徴
解熱鎮痛薬	アセトアミノフェン	● OTCの解熱鎮痛薬のうち、小児（15歳未満）に使われるものはアセトアミノフェンのみである ● インフルエンザのときも比較的安全に使える ● 胃腸障害の副作用が少ない ● 抗炎症作用がほとんどない ● NSAIDsに比べると鎮痛効果はやや低い
非ステロイド性抗炎症薬（NSAIDs）	イブプロフェン	● アセトアミノフェンよりも鎮痛効果は高いとされる
	ロキソプロフェンナトリウム水和物	● 速効性が期待できる ● 第1類医薬品なので薬剤師不在時には入手できない
	アスピリン（アセチルサリチル酸）	● 人類の歴史上最も多く利用された薬といわれている ● 他のNSAIDsに比べて胃腸障害を起こしやすい ● インフルエンザ脳症のリスクがあるため、インフルエンザのときは禁忌である ● 医療用医薬品では抗血小板薬としても使われている
	エテンザミド	● アスピリンと同じ「サリチル酸系」の薬である ● ACE処方など、配合薬の中に含まれていることが多い ● インフルエンザ脳症のリスクがあるため、インフルエンザのときは禁忌である

ピリン系 解熱鎮痛薬	イソプロピルアンチピリン	● 一般用医薬品で唯一のピリン系解熱鎮痛成分である ● ピリンアレルギーの人には禁忌である ● 抗炎症作用は弱い
中枢神経 興奮薬	カフェイン	● 中枢神経興奮作用により、鎮痛作用を助ける ● 食品などにも含まれるため、総摂取量に注意する
催眠鎮静薬	アリルイソプロピルアセチル 尿素、 ブロモバレリル尿素	● イライラ感を抑える目的で配合されていることがある ● 眠気や薬疹の副作用、依存性があることに注意する

成分の選び方

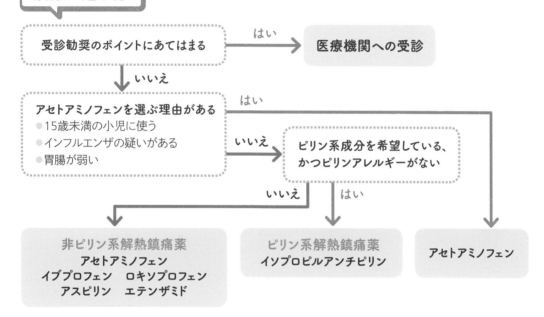

よくある要望を押さえよう

胃腸が弱い人に適した薬	➡ アセトアミノフェン
小児（15歳未満）に適した薬	➡ アセトアミノフェン
鎮痛効果の高い薬	➡ イブプロフェン、ロキソプロフェンナトリウム水和物
速効性のある薬	➡ ロキソプロフェンナトリウム水和物
ロキソプロフェンの代わりの薬	➡ イブプロフェン
生理痛に適した薬	➡ NSAIDs（15歳以上）、アセトアミノフェン（15歳未満）
軽い片頭痛に適した薬	➡ アセトアミノフェン、NSAIDs
アスピリン喘息の人に適した薬	➡ 地竜、葛根湯
ピリンアレルギーの人が避ける薬	➡ イソプロピルアンチピリン
妊娠中に使える可能性のある薬	➡ アセトアミノフェン
授乳中に使える可能性のある薬	➡ アセトアミノフェン、イブプロフェン、 ロキソプロフェンナトリウム水和物

		① タイレノールA	② ラックル	③ アセトアミノフェン錠「クニヒロ」	④ 小児用バファリンチュアブル	⑤ 新セデス錠	⑥ セデス・ハイ	⑦ エキセドリンA錠	⑧ リングルアイビーα200	⑨ イブA錠	⑩ イブクイック頭痛薬DX	⑪ エルペインコーワ	⑫ ロキソニンS	⑬ ロキソニンSプラス	⑭ バイエルアスピリン	⑮ バファリンA
解熱鎮痛薬	アセトアミノフェン	●	●	●	●	●	●	●								
	イブプロフェン								●	●	●	●				
	ロキソプロフェンナトリウム水和物												●	●		
	アスピリン							●							●	●
	エテンザミド					●										
	イソプロピルアンチピリン						●									
催眠鎮静薬	アリルイソプロピルアセチル尿素					●	●			●	●					
制酸薬	合成ヒドロタルサイト															●
	酸化マグネシウム										●			●		
その他	無水カフェイン					●	●			●	●					
	ブチルスコポラミン臭化物											●				

● 商品選びのポイント

お気に入りの商品があるお客様も多い

解熱鎮痛効果の感じ方には個人差があるので、希望の商品があるお客様もいます。お客様の詳細情報を確認したうえで、柔軟に対応しましょう。

催眠鎮静薬に注意

催眠鎮静薬の含まれた解熱鎮痛薬は種類が非常にたくさんありますが、催眠鎮静薬の副作用として薬疹を生じる頻度が高く、眠気や依存性などのリスクもあります。あえて選ぶ理由がなければ、入っていないものを選ぶようにしましょう。

単剤を先に覚えよう：①②③④⑧⑫⑭

　配合成分が増えれば増えるほど、お客様の持病や薬の副作用など配慮しなくてはならないことが増えていきます。**シンプルな処方の商品を覚えておくとスムーズに対応ができますので**、単剤の商品から覚えていきましょう。

　とくにアセトアミノフェン単剤は、インフルエンザが流行しやすい冬の季節にすすめる機会の多い薬です。一部のNSAIDsは、インフルエンザのときに使用することで、インフルエンザ脳症のリスクを高める可能性があるといわれています。このことから、**インフルエンザの疑いのある人にはアセトアミノフェンを使うことが推奨されています。**

胃腸が弱い場合の選択肢：①②③④

　胃腸が弱い場合、原則としてアセトアミノフェンを選びますが、アセトアミノフェンはNSAIDsに比べて解熱鎮痛作用がおだやかなので、より強い解熱鎮痛薬を希望される場合、イブプロフェンやロキソプロフェンナトリウム水和物にプラスして制酸薬（胃酸を中和する薬）が配合された商品を検討します。

　とくに**ロキソプロフェンナトリウム水和物はプロドラッグと呼ばれ、胃への負担が少ないタイプの薬**になります。

何かとすすめる機会の多いイブプロフェン製剤：⑧⑨⑩⑪

　イブプロフェンはロキソプロフェンナトリウム水和物の代わりにすすめたり、生理痛や歯痛などのつらい症状にすすめたりと販売する機会の多い薬です。ただし同じイブプロフェン製剤でも、1回の服用量や用法・用量が異なる商品では、注意事項も異なることがあります。あらかじめ添付文書の「使用上の注意」を確認しておきましょう。

　⑧はイブプロフェン単剤の商品であることが特徴です。⑨と⑩はほとんど同じ成分配合ですが、用法・用量が異なっています。また、どちらも催眠鎮静薬が含まれているので注意が必要です。

　⑪は生理痛のみに効能効果を持つ珍しい商品で、イブプロフェンが「痛みのもと」となるプロスタグランジンの過剰な産生を抑制し、ブチルスコポラミン臭化物が子宮・腸管の過度な収縮を抑えます。ただしブチルスコポラミン臭化物は抗コリン薬なので、口の渇きや目のかすみなどの副作用についても説明するようにしましょう。

片頭痛が疑われる場合：⑦

　軽症の片頭痛であれば、**アセトアミノフェンやNSAIDsの使用が基本となるので、普段使っている解熱鎮痛薬を中心に検討**します。また、⑦はAAC処方（アセトアミノフェン＋アスピリン＋カフェインの配合薬）で、片頭痛に有効性が示されているため、試してみるのもよいでしょう。あわせて、症状が出てしまったときは、静かな暗い部屋で横になるようにアドバイスをしてください。

　OTC医薬品で対処できない片頭痛の場合、かかりつけ医への相談や、頭痛外来、脳神経内科や脳神経外科への受診をすすめましょう。医療用医薬品には、トリプタン系薬剤などのOTC医薬品にはない作用機序を持つ薬もあります。

妊娠中の人が使用できると考えられる商品：①②③

　アセトアミノフェンは妊娠中に使っても比較的安全な薬だといわれていますが、服用する場合は漫然と使用せず、短期間にとどめます。OTCのアセトアミノフェンは1回の服用量が少ないこともあるので、服用しても症状が改善しない場合、かかりつけ医・薬剤師への相談を促すようにしましょう。

　非ステロイド性抗炎症薬（NSAIDs）は、とくに妊娠後期の使用により、胎児の動脈を収縮させることがあります。服用可否の判断は、全期間を通して、医師・薬剤師に任せましょう。

授乳中の人が使用できると考えられる商品：①②③⑧⑫

　アセトアミノフェンが選択肢となりますが、鎮痛効果がもう少し高いほうがよい場合は、イブプロフェンやロキソプロフェンナトリウム水和物も候補になります。

　①②③は授乳中の人について「使用上の注意」への記載はとくになく、⑧⑫は「相談すること」に記載があります。

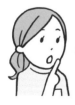

カロナールっていう医療用医薬品、売っているかどうかよく聞かれます。アセトアミノフェンの薬なんですね。

医療用医薬品の中で一番よく聞かれる薬かもしれないわね。子どもから大人まで処方される機会の多い薬だから、知っておくといいわよ。ただ、同じ成分でもOTC医薬品とは違う部分もある（➡188ページ）から注意してね。

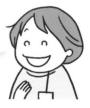

Case 2 鼻水、くしゃみ、鼻づまり

鼻炎薬は花粉症の季節に最も活躍します。抗コリン作用を持つ成分も多いため、副作用についても知っておきましょう。

代表的な鼻の病気

急性鼻炎	急性鼻炎はいわゆる「鼻風邪」で、主にウイルスが原因で引き起こされる。風邪のひき始めはくしゃみや水様性の鼻水が出るが、時間の経過と共に粘度の高い鼻水になることもある
アレルギー性鼻炎	ほこりや花粉、動物などのアレルゲンが、体内の免疫システムを刺激することで生じる。くしゃみ、水様性の鼻水、鼻づまり、目のかゆみなどが主な症状
副鼻腔炎	鼻の中の4つの空洞を副鼻腔と呼ぶ。急性副鼻腔炎は、急性鼻炎を起こした後に、ウイルスの感染が副鼻腔におよぶことで引き起こされる。大量の鼻水、頭痛、鼻周辺の痛みなどが主な症状。慢性副鼻腔炎は急性副鼻腔炎が繰り返し起き、常に副鼻腔にうみが溜まった状態になることから「蓄膿症」と呼ばれることもある。発症から1ヵ月未満の場合は急性副鼻腔炎、3ヵ月以上続く場合は慢性副鼻腔炎と診断される

● 症状聴き取りのポイント

副鼻腔炎は受診勧奨を

　副鼻腔炎は放っておくと重症化することがあります。急性鼻炎（鼻風邪）は通常1週間で治まるので、それ以上鼻症状が続く場合は医療機関への受診を促しましょう。

血管収縮薬入りの点鼻薬の使い過ぎに注意

　OTCの点鼻薬には、ナファゾリン塩酸塩やテトラヒドロゾリン塩酸塩などの血管収縮薬が入っているものがあります。**このような点鼻薬を連用していると、次第に薬が効かなくなり、鼻がつまったままの状態になる**ことがあります。これを薬剤性鼻炎と呼びます。薬剤性鼻炎が疑われる場合、点鼻薬の使用を中止することが大切です。

副鼻腔炎の疑いがある

- 鼻づまりがなかなか治らない
- においがしない
- おでこや眼の奥、ほお、歯が痛い
- 粘り気のある黄色い鼻水が出る
- 後鼻漏（鼻水がのどに落ちること）により、咳や痰が出る

薬剤性鼻炎の疑いがある

- 血管収縮薬を含む点鼻薬を頻繁に使っている
- 点鼻薬を使っても効かなくなってきた

OTC医薬品で改善しない

- 薬を5～6日間服用しても症状が改善しない

主な有効成分とその特徴

● 抗ヒスタミン薬

分類	成分名	特徴		眠気
第二世代抗ヒスタミン薬（抗アレルギー薬）	フェキソフェナジン塩酸塩	● 1日2回の服用	● 商品例：アレグラFX	かなり少ない
	ロラタジン	● 1日1回の服用	● 商品例：クラリチンEX	かなり少ない
	エピナスチン塩酸塩	● 1日1回の服用	● 商品例：アレジオン20	少ない
	エバスチン	● 1日1回の服用	● 商品例：エバステルAL	少ない
	セチリジン塩酸塩	● 1日1回の服用	● 商品例：ストナリニZジェル	少ない～ややあり
	アゼラスチン塩酸塩	● 1日2回の服用	● 商品例：ムヒAZ錠	ややあり
	メキタジン	● 1日2回の服用　● 商品例：ジンマート錠 ● 第二世代だが、抗コリン作用が強い ● 医療用医薬品の場合、閉塞隅角緑内障と前立腺肥大症は禁忌になっている ● 排尿困難、緑内障の人は「相談すること」になっている		ややあり
	ケトチフェンフマル酸塩	● 1日2回の服用　● 商品例：アスミン鼻炎薬 ● てんかんまたはけいれん発作を起こしたことがある人は「服用しないこと」になっている ● 排尿困難の人は「相談すること」になっている		あり

第一世代抗ヒスタミン薬	ジフェンヒドラミン塩酸塩	● 1日3回の服用　● 抗コリン作用が強い ● 排尿困難、緑内障の人は「相談すること」になっている ● 睡眠改善薬としても使われている成分である ● 商品例：レスタミンコーワ糖衣錠	あり
	クロルフェニラミンマレイン酸塩	● 1日2～3回の服用　● 抗コリン作用が強い ● 排尿困難、緑内障の人は「相談すること」になっている ● 総合感冒薬でもよく使われる成分である ● 商品例：アレルギール錠	あり
	クレマスチンフマル酸塩	● 1日2回の服用　● 抗コリン作用が強い ● 排尿困難、緑内障の人は「相談すること」になっている ● 商品例：龍角散鼻炎朝夕カプセル	あり

● アドレナリン作動薬、抗コリン薬

分類	成分名	特徴
アドレナリン作動薬（血管収縮薬）	プソイドエフェドリン塩酸塩	● 末梢血管を収縮させて鼻づまりを改善する ● 前立腺肥大による排尿困難、高血圧、心臓病、甲状腺機能障害、糖尿病の人は「服用しないこと」になっている ● 濫用等の恐れのある医薬品に指定されている
	フェニレフリン塩酸塩	● 高血圧、心臓病、甲状腺機能障害、糖尿病の人は「相談すること」になっている
抗コリン薬	ベラドンナ総アルカロイド	● 抗コリン作用により鼻水の症状を改善する ● 抗コリン作用による副作用に注意する

● 点鼻薬

分類	成分名	特徴
ステロイド	フルチカゾンプロピオン酸エステル、ベクロメタゾンプロピオン酸エステル、プレドニゾロン	● くしゃみ、鼻水、鼻づまりに効果がある ● 風邪による鼻症状には使えない ● 効果発現は約1～2日といわれ、安全性も効果も優れている ● 使い続けることでより高い効果が得られる
アドレナリン作動薬（血管収縮薬）	テトラヒドロゾリン塩酸塩、ナファゾリン塩酸塩	● 鼻腔内の血管を収縮させ、鼻づまりを緩和する ● 即効性はあるが、効果は一時的である ● 薬剤性鼻炎の副作用があるので、数日間に限って使う
抗アレルギー薬	クロモグリク酸ナトリウム	● 肥満細胞からのヒスタミンなどの化学伝達物質の遊離を抑制する

成分の選び方（原因別）

鼻症状の原因によって推奨される薬が異なります。血管収縮薬はアレルギー性鼻炎にも有効ですが、比較的リスクが高いため、ステロイド点鼻薬を優先して検討します（➡80ページ）。

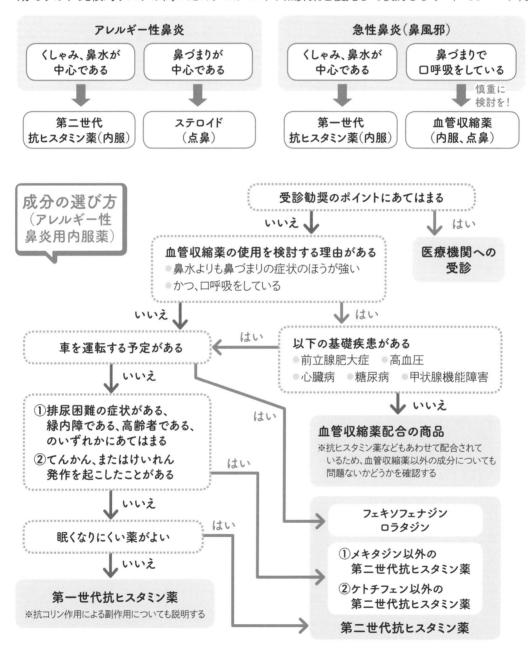

成分の選び方（原因別）

アレルギー性鼻炎
- くしゃみ、鼻水が中心である → 第二世代抗ヒスタミン薬（内服）
- 鼻づまりが中心である → ステロイド（点鼻）

急性鼻炎（鼻風邪）
- くしゃみ、鼻水が中心である → 第一世代抗ヒスタミン薬（内服）
- 鼻づまりで口呼吸をしている 慎重に検討を！ → 血管収縮薬（内服、点鼻）

成分の選び方（アレルギー性鼻炎用内服薬）

受診勧奨のポイントにあてはまる
- はい → 医療機関への受診
- いいえ →

血管収縮薬の使用を検討する理由がある
- 鼻水よりも鼻づまりの症状のほうが強い
- かつ、口呼吸をしている

- はい → 以下の基礎疾患がある
  - 前立腺肥大症　・高血圧
  - 心臓病　・糖尿病　・甲状腺機能障害
  - はい → 車を運転する予定がある
  - いいえ → 血管収縮薬配合の商品
    ※抗ヒスタミン薬などもあわせて配合されているため、血管収縮薬以外の成分についても問題ないかどうかを確認する

- いいえ → 車を運転する予定がある
  - いいえ → ①排尿困難の症状がある、緑内障である、高齢者である、のいずれかにあてはまる ②てんかん、またはけいれん発作を起こしたことがある
    - はい → フェキソフェナジン　ロラタジン
    - いいえ → 眠くなりにくい薬がよい
      - はい → ①メキタジン以外の第二世代抗ヒスタミン薬 ②ケトチフェン以外の第二世代抗ヒスタミン薬
      - いいえ → 第一世代抗ヒスタミン薬
        ※抗コリン作用による副作用についても説明する
  - はい → 第二世代抗ヒスタミン薬

よくある要望を押さえよう

車の運転に適した抗ヒスタミン薬　　　　　　　　　➡ フェキソフェナジン塩酸塩、ロラタジン
眠くなりにくい抗ヒスタミン薬　　　　　　　　　　➡ 第二世代
緑内障、排尿困難の人、高齢者に適した抗ヒスタミン薬 ➡ 第二世代（メキタジン以外）
抗コリン作用の副作用が少ない抗ヒスタミン薬　　　➡ 第二世代（メキタジン以外）
即効性のある抗ヒスタミン薬　　　　　　　　　　　➡ 第一世代
鼻水の症状が強いときに検討する抗ヒスタミン薬　　➡ 第一世代
季節性アレルギーによる鼻づまりに適した薬　　　　➡ ステロイド点鼻薬
前立腺肥大症、高血圧、心臓病、糖尿病、甲状腺機能障害の人が避ける薬 ➡ 血管収縮薬
妊娠中に使える可能性のある薬 ➡ フェキソフェナジン塩酸塩、ロラタジン、セチリジン塩酸塩、
　　　　　　　　　　　　　　　　ジフェンヒドラミン塩酸塩、クロルフェニラミンマレイン酸塩
授乳中に使える可能性のある薬 ➡ フェキソフェナジン塩酸塩・ロラタジン・ジフェンヒドラミン塩酸塩
　　　　　　　　　　　　　　　　（ただし添付文書では禁止されている）、クロルフェニラミンマレイン酸塩

主な商品

		① アレグラFX	② クラリチンEX	③ アレジオン20	④ ストナリニZジェル	⑤ レスタミンコーワ糖衣錠	⑥ アレルギール錠	⑦ パブロン鼻炎カプセルSα	⑧ ストナリニS	⑨ ナザール「スプレー」ポンプ	⑩ エージーノーズアレルカットC,S,M	⑪ フルナーゼ点鼻薬〈季節性アレルギー専用〉	⑫ エージーアレルカットEXc〈季節性アレルギー専用〉
第二世代抗ヒスタミン薬	フェキソフェナジン塩酸塩	●											
	ロラタジン		●										
	エピナスチン塩酸塩			●									
	セチリジン塩酸塩				●								
第一世代抗ヒスタミン薬	ジフェンヒドラミン塩酸塩					●							
	クロルフェニラミンマレイン酸塩						●		●	●	●		
	d-クロルフェニラミンマレイン酸塩												
	カルビノキサミンマレイン酸塩							●					
抗アレルギー薬	クロモグリク酸ナトリウム										●		
血管収縮薬	プソイドエフェドリン塩酸塩							●					
	フェニレフリン塩酸塩								●				
	ナファゾリン塩酸塩									●	●		
抗コリン薬	ベラドンナ総アルカロイド							●					
ステロイド	フルチカゾンプロピオン酸エステル											●	
	ベクロメタゾンプロピオン酸エステル												●
	その他						●	●	●	●			

● 商品選びのポイント

抗ヒスタミン薬の第一世代と第二世代の違い

　第一世代の抗ヒスタミン薬は、第二世代の抗ヒスタミン薬よりも古い薬剤で、中枢抑制作用（眠気）や、のどの渇きなどの抗コリン作用が現れやすいのが特徴です。しかし、速効性があることと、抗コリン作用により鼻水を止める作用に優れているというメリットもあります。また、第二世代の抗ヒスタミン薬は抗アレルギー薬と呼ばれることもあり、ヒスタミンをブロックするだけでなく、ヒスタミンやロイコトリエンなどの**ケミカルメディエーター（炎症を仲介する物質）の遊離を阻害する作用**もあります。

車の運転をする予定がある場合：①②⑪⑫

　フェキソフェナジン塩酸塩とロラタジンは車の運転に関する制限事項がありません。ただし、抗ヒスタミン薬の眠気の出やすさには個人差があります。これらの成分についても、**万が一、眠気が出た場合は運転を中止する**ように伝えてください。

血管収縮薬の使用は最小限にとどめる：⑦⑧⑨⑩

　血管収縮薬はアレルギー性鼻炎や急性鼻炎（鼻風邪）による鼻づまりを緩和しますが、使用に関しては注意が必要です。とくにプソイドエフェドリン塩酸塩は、持病のある人には使えないことが多く、濫用等の恐れのある医薬品にも指定されています。

　また、**血管収縮薬の点鼻は即効性がありますが、薬剤性鼻炎のリスクが高く、扱いの難しい薬です。提案する必要のあるときは、用法・用量の説明と副作用についての注意喚起を行い、つらい症状のあるときのみ数日間に限って使用する**ように伝えます。

　いずれにしても血管収縮薬の使用は長くても1週間以内にとどめ、鼻づまりの症状が改善された場合、血管収縮薬の入っていない薬への切り替えを検討します。

鼻づまりにも効果的なステロイド点鼻薬：⑪⑫

　ステロイド点鼻薬はアレルギー性鼻炎によるくしゃみ、鼻水、鼻づまりに効果があり、副作用の少ない薬です。血管収縮薬ほどの即効性はありませんが、効果発現は約1〜2日といわれています。⑪は要指導用医薬品ですが、ほかのステロイド点鼻薬と異なり、高血圧や緑内障の人に禁忌になっていません。必要なときは薬剤師にバトンタッチしてください。

高齢者への対応

　鼻炎内服薬は、とくに注意したい成分の多いカテゴリーです。緑内障や前立腺肥大症は高齢になるほど頻度が高くなりますが、本人に病気の自覚がない場合もあります。隠れたリスクも考慮して薬を選ぶようにしましょう。

緑内障の人への鼻炎薬の使用

　緑内障には大きく分けて、開放隅角緑内障と閉塞隅角緑内障の2種類があります。このうち、閉塞隅角緑内障はプソイドエフェドリン塩酸塩、ナファゾリン塩酸塩、テトラヒドロゾリン塩酸塩、抗コリン薬、ロートエキス、第一世代の抗ヒスタミン薬と、メキタジンは禁忌になっています。いいかえると、開放隅角緑内障に対してはこれらの薬が使用できる可能性があります。また、閉塞隅角緑内障であっても手術が済んでいる場合は同様になります。

　OTCのこれらの成分の場合、緑内障は「相談すること」になっており、緑内障の種類別の記載はありません。これらの成分が閉塞隅角緑内障に禁忌であることと、緑内障の治療経過によっては使える可能性があることを、ぜひ覚えておきましょう（➡145ページ）。

妊娠中の人が使用できると考えられる商品：①②④⑤⑥

　フェキソフェナジン塩酸塩、ロラタジン、セチリジン塩酸塩、ジフェンヒドラミン塩酸塩、クロルフェニラミンマレイン酸塩は妊娠中でも安全に使える可能性の高い成分です。⑤と⑥に関しては、眠気の副作用を考慮する必要があります。

授乳中の人が使用できると考えられる商品：⑥

　フェキソフェナジン塩酸塩、ロラタジン、ジフェンヒドラミン塩酸塩、クロルフェニラミンマレイン酸塩は授乳中でも安全に使える可能性の高い成分です。ただしクロルフェニラミンマレイン酸塩以外の成分は、添付文書上、授乳中の使用が禁止されています。このような場合の対応方法については、154ページを参照してください。

Case 3 咳、痰

咳は大切な生体防御反応の１つですが、体力の消耗や不眠を引き起こすこともあります。薬はそれを防ぎ、回復力を助ける目的で使います。

代表的な呼吸器の病気

咳は、発症からどのくらい咳の症状が続いているかによって、3つに分けられます。

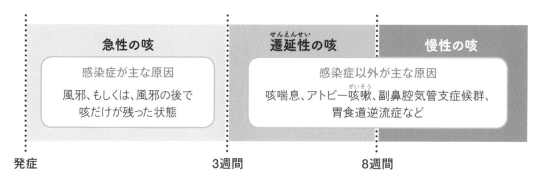

急性の咳	遷延性の咳 　慢性の咳
感染症が主な原因 風邪、もしくは、風邪の後で咳だけが残った状態	感染症以外が主な原因 咳喘息、アトピー咳嗽、副鼻腔気管支症候群、胃食道逆流症など
発症	3週間　　8週間

風邪症候群	3週間未満で治まる急性の咳。主な原因は、風邪などの呼吸器感染症で、自然に治癒することが多い
咳喘息	気管支喘息の初期症状と考えられているが、喘鳴（呼吸をするときに、ヒューヒュー、ゼーゼーと音がすること）はみられない。咳が3週間以上続き、かつ気管支拡張薬で症状が楽になる場合、咳喘息の可能性がある
アトピー咳嗽	症状は咳喘息と似ているが、のどのかゆみを伴うことがある。咳喘息と異なり、気管支拡張薬が効かない。抗ヒスタミン薬が有効な場合がある
副鼻腔気管支症候群	その名の通り、副鼻腔炎と気管支炎が慢性化して同時に発症したものを呼ぶ。痰の絡んだ咳が主な症状である

● 症状聴き取りのポイント

2週間以上続く咳は受診勧奨を

　2週間以上、咳が続いている場合は医療機関への受診をすすめるようにしましょう。長引く咳の原因は多岐にわたり、重い病気が隠れていることもあります。

乾いた咳か、湿った咳か

　咳には大きく分けて、乾いた咳（乾性の咳）と、痰の絡む湿った咳（湿性の咳）があります。基本的に**咳止めを使用するのは、乾性の咳です。湿性の咳の場合は去痰薬などを使用して、痰を外に排出する**ことを中心に考えていきます。

新型コロナウイルス感染症が疑われる場合の対応

　発熱やのどの痛み、咳が長引くこと（1週間前後）が多く、強い倦怠感を訴える人が多いことが特徴です。新型コロナウイルス感染症が疑われる症状がある場合、以下のリンク先の窓口を利用してください。

新型コロナウイルスに関する相談・医療の情報や受診・相談センターの連絡先
厚生労働省
https://www.mhlw.go.jp/stf/seisakunitsuite/bunya/kenkou_iryou/
covid19-kikokusyasessyokusya.html

受診勧奨のポイント

咳が2週間以上続いている

- 咳が出始めて2週間を経過しても咳が続いている
- 咳が出始めて1週目だが、眠れないほど激しい咳が続いている

喘鳴がある

- 呼吸をするときに、ヒューヒュー、ゼーゼーと音がする
- 息が苦しい
- 気管支喘息の病歴があり、喘息発作の可能性がある
- 麻薬性鎮咳薬は、気管支喘息発作中は禁忌であることにも注意する

肺炎の疑いがある

- 高齢者は肺炎にかかりやすいため、咳がある場合は受診勧奨を基本とする
- 咳と共に高熱がある、もしくは、熱が続いている
- 呼吸困難感がある
- 脈拍がいつもより速く、呼吸が荒い
- 悪寒戦慄（ふとんをかぶっても寒くてブルブルふるえ、歯がガチガチする状態）がある

主な有効成分とその特徴

分類	成分名	特徴
麻薬性鎮咳薬	コデインリン酸塩、ジヒドロコデインリン酸塩	● 強力な鎮咳作用がある ● 眠気や便秘の副作用がある ● 呼吸抑制のリスクがあるため、12歳未満の小児への使用は禁忌 ● 濫用等の恐れのある医薬品に指定されている
非麻薬性鎮咳薬	デキストロメトルファン臭化水素酸塩水和物、ノスカピン、チペピジンヒベンズ酸塩	● デキストロメトルファン臭化水素酸塩水和物：コデインとほぼ同等の鎮咳作用があるとされるが、眠気の副作用がある ● ノスカピン、チペピジンヒベンズ酸塩：鎮咳作用は麻薬性鎮咳薬やデキストロメトルファンよりも弱い ● 依存性がなく、便秘の副作用も少ない
去痰薬	グアイフェネシン、グアヤコールスルホン酸カリウム、カルボシステイン、ブロムヘキシン塩酸塩、アンブロキソール塩酸塩	● グアイフェネシン、グアヤコールスルホン酸カリウム：気道粘膜からの粘液の分泌を促進する ● カルボシステイン：痰の構成比を正常化する薬で、医療用医薬品としても大人から子どもまで幅広く処方されている ● ブロムヘキシン塩酸塩：気道粘膜分泌促進薬で、キレの悪い喀痰に対して用いられる ● アンブロキソール塩酸塩：気道粘膜のすべりをよくして、痰を出しやすくする
気管支拡張薬	メチルエフェドリン塩酸塩、メトキシフェナミン塩酸塩、トリメトキノール、テオフィリン、ジプロフィリン	● メチルエフェドリン塩酸塩、メトキシフェナミン塩酸塩、トリメトキノール：アドレナリン作動薬であり、メチルエフェドリン塩酸塩は濫用等の恐れのある医薬品に指定されている ● テオフィリン：中毒域と有効域が接近しているため、適切な血中コントロールが必要な薬であり、OTC医薬品向きでない ● ジプロフィリン：テオフィリンよりも作用が緩和で、毒性も低い

● 薬のリスクも考慮する

　咳止めの薬は、「風邪の咳」に対してはいずれも有効とはいえないとする報告や、ハチミツやデキストロメトルファンは有効であるとする報告など、さまざまな情報があります。このように書くと何を基準に成分を選ぶべきか迷ってしまうかもしれませんが、薬のリスク面にも焦点をあててみてください。中でも麻薬性鎮咳薬は比較的副作用が多いため、可能であれば「風邪の咳」への使用は避け、もし使用する場合も短期間の服用にとどめましょう。

成分の選び方

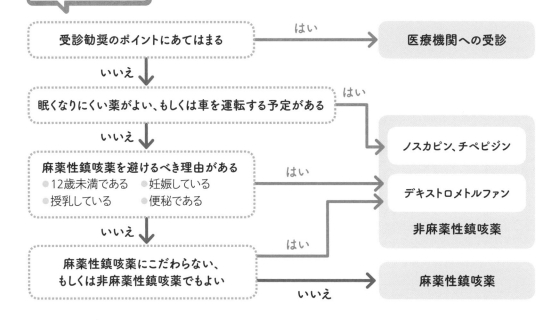

よくある要望を押さえよう

眠くならない薬	➡ ノスカピン、チペピジンヒベンズ酸塩、去痰薬、小青竜湯、麦門冬湯
鎮咳作用の強い薬	➡ 麻薬性鎮咳薬、デキストロメトルファン臭化水素酸塩水和物
12歳未満の子どもが避ける薬	➡ 麻薬性鎮咳薬
便秘の人が避ける薬	➡ 麻薬性鎮咳薬
気管支喘息発作時に避ける薬	➡ 麻薬性鎮咳薬
痰の絡む咳に適した薬	➡ 去痰薬配合の薬
妊娠中に使える可能性のある鎮咳薬	➡ デキストロメトルファン臭化水素酸塩水和物
授乳中に使える可能性のある鎮咳薬	➡ デキストロメトルファン臭化水素酸塩水和物

ワンポイントアドバイス

咳止めの薬は眠くなりやすいものが多いので、車の運転や試験勉強をする人には不向きなことがあります。そんなときは漢方薬が選択肢になります。湿った咳の場合は小青竜湯、乾いた咳の場合は麦門冬湯を検討するのもよいでしょう。

主な商品		① 新エスエスブロン錠エース	② 新ブロン液エース	③ アネトンせき止め錠	④ プレコールせき止めカプセル持続性	⑤ 新コンタックせき止めダブル持続性	⑥ エスエスブロン液L	⑦ ベンザブロックトローチ	⑧ ピタスせきトローチ	⑨ 新エスペナントローチ	⑩ セキセチンSP錠	⑪ ストナ去たんカプセル	⑫ クールワン去たんソフトカプセル
麻薬性鎮咳薬	ジヒドロコデインリン酸塩	●	●										
	コデインリン酸塩水和物			●									
非麻薬性鎮咳薬	デキストロメトルファン臭化水素酸塩水和物				●	●	●						
	デキストロメトルファンフェノールフタリン塩							●	●				
	ノスカピン									●			
	チペピジンヒベンズ酸塩										●		
去痰薬	L-カルボシステイン	●										●	●
	L-エチルシステイン塩酸塩										●		
	グアイフェネシン		●				●				●		
	グアヤコールスルホン酸カリウム				●				●	●			
	ブロムヘキシン塩酸塩											●	●
気管支拡張薬	dl-メチルエフェドリン塩酸塩	●		●	●						●		
	ジプロフィリン					●							
抗ヒスタミン薬	クロルフェニラミンマレイン酸塩	●	●	●	●		●						
殺菌消毒薬	セチルピリジニウム塩化物							●	●	●			
その他	無水カフェイン		●	●			●						
	生薬成分			●							●		

● 商品選びのポイント

鎮咳作用の強さで選ぶなら：①～⑧

　麻薬性鎮咳薬とデキストロメトルファンには、強力な鎮咳作用があります。これらの成分を比べた場合、**麻薬性鎮咳薬は注意事項や副作用が多いため、可能であればデキストロメトルファンを選びます。** ただし、デキストロメトルファンにも眠気の副作用があることと、海外で濫用されている例もあり、リスクはゼロではないということは押さえておきましょう。

86

また、麻薬性鎮咳薬を選ぶ場合も、依存性や副作用のリスクについて説明し、適正使用を推進するようにしましょう。

眠くなる成分が入っていない商品：⑨⑩⑪⑫

鎮咳去痰薬には、鎮咳薬だけでなく抗ヒスタミン薬などの眠くなりやすい成分が含まれることもよくあるため、全体の成分について確認する必要があります。

麻薬性鎮咳薬とデキストロメトルファン臭化水素酸塩水和物は、眠気の副作用のため服用後の車の運転が禁止されています。デキストロメトルファンフェノールフタリン塩の添付文書には眠気に関する記載はありませんが、同様に服用後の運転は避けたほうがよいでしょう。

去痰薬：⑪⑫

湿性の咳で、とくに痰が多い場合に選択肢となってきます。鎮咳薬が使いにくい人にもおすすめしやすい商品です。

はちみつの鎮咳作用

はちみつは、民間療法として昔から咳に使われてきました。実際に風邪の咳に有効性が示されている報告も複数あるため、薬以外の選択肢として覚えておきましょう。ただし**1歳未満の赤ちゃんに対しては、乳児ボツリヌス症のリスクがあるため、使用してはいけません。**

妊娠中の人への対応

デキストロメトルファン臭化水素酸塩水和物は、胎児の先天異常発生リスクの増加がないとされています。ただし、OTC医薬品の鎮咳去痰薬は複数の成分が配合され、服用可否の判断がしにくいため、受診勧奨を基本とします。

授乳中の人が使用できると考えられる商品：⑪⑫

L-カルボシステインやブロムヘキシン塩酸塩は、小児にも使われる薬なので、乳汁移行したとしても問題ないと考えられます。また、これらの商品の添付文書には、授乳中の人に関する記載もありません。鎮咳薬の場合、デキストロメトルファン臭化水素酸塩水和物は授乳中でも使えると考えられますが、そのほかの配合薬を含めた判断が難しい場合は医療機関への受診を促します。

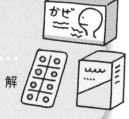

Case 4 風邪

風邪薬はつらい症状を緩和するために使用します。そのほとんどが、解熱鎮痛薬や鼻炎薬、鎮咳・去痰薬を組み合わせた配合薬です。

主な症状

　風邪は、正式には「風邪症候群」と呼ばれ、上気道（鼻やのど）の急性炎症のことをいいます。風邪の原因微生物は、80～90％がウイルスであるとされ、主な原因ウイルスとして、ライノウイルスやコロナウイルスなどがあります。さまざまな症状が現れますが、自覚症状として多いものは鼻症状とのどの痛みです。

熱・頭痛・体の痛み	風邪をひくと、体はウイルスと活発に戦うために体温を上げようとする。風邪ウイルスの感染を感知して産生されたプロスタグランジンは、体温のセットポイント（設定温度）を通常よりも高く設定する働きがある。プロスタグランジンは痛みを強める物質でもあるので、頭痛や体の痛みを引き起こすこともある
のどの痛み	のどの痛みは、体の免疫反応に伴う炎症によって引き起こされる。炎症とは、熱や痛み、赤みなどが現れる症状をいう
鼻水・鼻づまり・くしゃみ	鼻水やくしゃみは異物を体の外に出す働きがあり、鼻づまりは異物をそれ以上体の中に侵入させないようにする働きがある
咳・痰	気道に侵入した異物を外に出すために起こる防御反応の1つ。また、異物を取り除くために粘膜から粘液が過剰に分泌され、痰になる

症状聴き取りのポイント

本当に「風邪」かどうか確認を

　いわゆる「風邪」の定義は、「自然に治る上気道（鼻やのど）のウイルス感染症」です。一般的な風邪かどうかは、「咳、鼻水、のどの痛みの3つの症状が、まんべんなく同じくらいの強さで出ているか？」を確認します。**1つの症状だけが飛びぬけて強く出ている場合、一般的な風邪ではない別の病気の可能性**があります。また、3症状のうち「鼻症状」が出ている場合は重篤な病気である可能性が低いので、1つの目安にしてください。

一般的な風邪かどうかのチェック方法

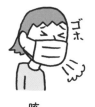
咳

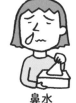
鼻水

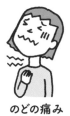
のどの痛み

3症状が
同じくらいの強さで
出ているか？
…を確認する

→

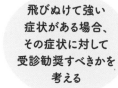
飛びぬけて強い
症状がある場合、
その症状に対して
受診勧奨すべきかを
考える

個別の症状への対応から考える

　風邪薬は複数の成分の組み合わせでできていますが、**成分が多いほど、注意すべき持病や副作用のリスクも増えていきます**。症状ごとに薬を選択したほうが全体のリスクが下がりますので、一般的な風邪の場合、「頭痛があるなら鎮痛薬」というふうに、まずは個別の症状で対応できないかを考えます。

　とくに高齢者は、持病がある人も多く、高血圧や緑内障など病気の自覚がないまま過ごしている人もいます。薬を選ぶときは、表面に出てこないリスクも考えましょう。

受診勧奨のポイント

　一般的な風邪であれば、3日前後で症状の改善がみられます。風邪をひいてから3日以上経過しても高熱が続くなど、症状の改善がみられない場合、風邪以外の病気の疑いがあるので医療機関への受診を促します。

3症状のうち飛びぬけて強い症状がある

- 咳症状が強い ➡ 83ページ
- 鼻症状が強い ➡ 76ページ
- のどの痛みが強い ➡ 70ページ

インフルエンザの疑いがある

- 急な高熱に伴って関節の痛み、倦怠感、食欲不振などの全身症状がある
- インフルエンザが流行しやすい冬期である

発熱が続く

- 38度以上の高熱が3日を過ぎても下がらない
- もしくは、熱が下がらず解熱薬を飲み続けている

高齢者や持病のある人に高熱がある

- 高齢者で38度以上の高熱がある
- 糖尿病や心肺に持病のある人（心不全やCOPDなど）で、38度以上の高熱がある

主な有効成分とその特徴

分類	成分名	特徴
解熱鎮痛薬	アセトアミノフェン、イブプロフェン、エテンザミド、サリチルアミド、イソプロピルアンチピリン	● 風邪薬に配合されている解熱鎮痛薬は、主にアセトアミノフェンかイブプロフェンである ● インフルエンザの疑いがあるときは、医療機関への受診を促し、薬を使うときはアセトアミノフェンを選択する
抗ヒスタミン薬	クロルフェニラミンマレイン酸塩、クレマスチンフマル酸塩、プロメタジンメチレンジサリチル酸塩、メキタジン	● 抗ヒスタミン薬の風邪への有効性は主に抗コリン作用によるものとされる ● 口渇や眠気の副作用に注意する ● 排尿困難、緑内障の人は「相談すること」になっている
鎮咳・去痰薬	鎮咳薬：ジヒドロコデインリン酸塩、デキストロメトルファン臭化水素酸塩 気管支拡張薬：dl-メチルエフェドリン塩酸塩 去痰薬：ブロムヘキシン塩酸塩、アンブロキソール塩酸塩、L-カルボシステイン	● 麻薬性鎮咳薬は「風邪の咳」に対しては無効とする報告があることに加え、比較的副作用の多い成分なので注意する（➡84ページ） ● 去痰薬は湿性の咳の場合に有効である
抗炎症薬	トラネキサム酸	● 炎症を引き起こすプラスミンの作用を抑える

風邪におすすめできるそのほかのアイテム

風邪	ヴィックスヴェポラッブ	胸・のど・背中にぬることで、鼻づまり、くしゃみなど、風邪に伴う諸症状を緩和する
咳	はちみつ	風邪の咳に対して使用できるが、1歳未満の乳児には使用できない
のどの痛み	アズレン	うがいやのどスプレー、トローチなどさまざまな剤形がある
	トローチ剤	のどの荒れや腫れ、咳に適応のあるものもあるので確認を
	のどあめ	医薬品だけでなく、医薬部外品や食品などさまざまな区分の商品がある
その他	経口補水液	発熱や発汗による脱水症状を防ぐ
	ドリンク剤	栄養補給のために使用するが、カフェインのとり過ぎにならないように注意する
	使い捨てカイロ	悪寒があるときなど、体を温めるために使う

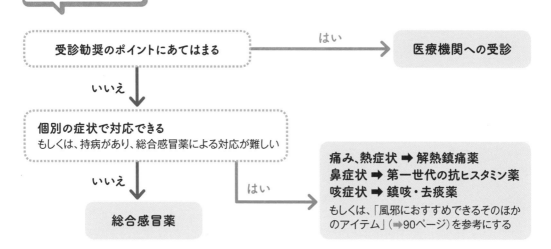

成分の選び方

受診勧奨のポイントにあてはまる　── はい →　**医療機関への受診**

↓ いいえ

個別の症状で対応できる
もしくは、持病があり、総合感冒薬による対応が難しい

↓ いいえ　　　　　　　　はい →

総合感冒薬

痛み、熱症状 ➡ 解熱鎮痛薬
鼻症状 ➡ 第一世代の抗ヒスタミン薬
咳症状 ➡ 鎮咳・去痰薬
もしくは、「風邪におすすめできるそのほかのアイテム」（➡90ページ）を参考にする

よくある要望を押さえよう

インフルエンザの疑いがある場合	➡ 受診勧奨、薬を選ぶときはアセトアミノフェン
複数の症状に対応できるものがよい	➡ 総合感冒薬
薬はできるだけ使いたくない	➡ 養生法をお伝えする、個別の症状で対応する
持病がある場合	➡ 個別の症状で対応する
妊娠中の場合	➡ 個別の症状で対応する
授乳中の場合	➡ 個別の症状で対応する

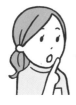

風邪のときは脱水症状を起こしやすいから水分補給が大事ですよね。今度は薬と一緒に経口補水液もすすめてみようかな。

いい案ね。ただ、経口補水液はナトリウムやカリウム、糖分が少し多めに入っているの。高血圧や糖尿病などで食事制限を受けている人は、飲む前にお医者さんに相談してもらってね。

主な商品		① パブロンゴールドA〈微粒〉	② パブロンSゴールドW 微粒／錠	③ パブロン50錠	④ 新ルルAゴールドDXα	⑤ ルルアタックEX	⑥ ベンザブロックL錠	⑦ プレコール持続性カプセル	⑧ 新コンタックかぜ総合	⑨ ストナファミリー	⑩ パイロンPL錠	⑪ パイロンPL錠ゴールド	⑫ 改源錠
解熱鎮痛薬	アセトアミノフェン	●	●	●	●			●		●	●	●	●
	イブプロフェン					●	●						
	サリチルアミド										●	●	
	イソプロピルアンチピリン							●					
鎮咳薬	ジヒドロコデインリン酸塩	●	●		●		●	●					
	デキストロメトルファン臭化水素酸塩水和物				●				●	●		●	
去痰薬	L-カルボシステイン		●										
	ブロムヘキシン塩酸塩				●	●				●		●	
	グアヤコールスルホン酸カリウム			●									
	グアイフェネシン	●								●			
	アンブロキソール塩酸塩		●										
気管支拡張薬	dl-メチルエフェドリン塩酸塩	●			●	●		●	●				●
血管収縮薬	プソイドエフェドリン塩酸塩						●						
抗ヒスタミン薬	クロルフェニラミンマレイン酸塩	●	●				●	●	●	●			
	クレマスチンフマル酸塩				●	●							
	ジフェニルピラリン塩酸塩												
	プロメタジンメチレンジサリチル酸塩										●	●	
抗コリン薬	ベラドンナ総アルカロイド					●							
抗炎症薬	トラネキサム酸					●	●						
その他	無水カフェイン	●			●			●	●	●	●	●	●
	ビタミン、ビタミン様物質	●	●			●							
	麦門冬湯乾燥エキス			●									
	生薬（マオウ以外）								●				●

● 商品選びのポイント

養生法をアドバイスしよう

　風邪を治すために大事なことは、「栄養・水分補給」「休息・睡眠」「体を暖かくすること」です。**風邪薬はつらい症状を緩和して「休息・睡眠」をしっかり取ることを目的に使用**します。このような情報を知らないお客様も多いので、薬を選ぶときに一緒にアドバイスをしましょう。まれに「仕事が休めない」というお客様がいますが、まわりの人達にうつす可能性もあります。そのリスクについても一言添えるとよいでしょう。

インフルエンザの疑いがある場合

　急な高熱などでインフルエンザが疑われるときや、インフルエンザが流行しやすい冬の季節では、解熱鎮痛薬の選択に注意する必要があります。とくに**サリチル酸系の解熱鎮痛薬（アスピリンやサリチルアミドなど）は、インフルエンザ脳症のリスクがあるので避けます**。このような場面ではアセトアミノフェンを使うことが推奨されているため、薬を使う場合はアセトアミノフェン単独の解熱鎮痛薬が含まれた商品を選択するにとどめ、受診勧奨をするべきです。また病院によってインフルエンザが疑われる場合の受診のタイミングの方針が異なるため、一度電話で問い合わせたほうがよいでしょう。

高血圧の人でも服用できる可能性のある商品：②③⑨⑩⑪

　ほとんどの総合感冒薬には、メチルエフェドリン塩酸塩などのアドレナリン作動薬が配合されていますが、②③⑨⑩⑪には含まれていません。使用上の注意にも高血圧に関する記述はないため、高血圧の人の選択肢になります。ただし**高血圧の人はほかの病気も併発していることがありますので、確認を忘れないようにしましょう。**

高血圧に関する「使用上の注意」の記載の違い

- プソイドエフェドリン塩酸塩：高血圧の人は「してはいけないこと」になっている
- メチルエフェドリン塩酸塩：高血圧の人は「相談すること」になっている

プソイドエフェドリン塩酸塩配合の商品：⑥

　プソイドエフェドリン塩酸塩は鼻炎薬を中心に配合されている成分ですが、少数ながら、一部の風邪薬にも含まれています。代表的な商品としては、「銀のベンザ」の愛称で知られている⑥や、パブロンメディカルNがあります。**プソイドエフェドリン塩酸塩は使用制限が多く、高血圧や糖尿病などの持病のある人には使えない**ことや、「濫用等の恐れのある医薬品の成分」に指定されていることにも注意が必要です。

麻薬性鎮咳薬が入っていない商品：③④⑧⑨⑩⑪⑫

　麻薬性鎮咳薬は、副作用のリスクやさまざまな使用制限があります。可能であれば麻薬性鎮咳薬の入っていない商品を優先して検討し、入っているものを使う場合は短期間の使用に限ります。麻薬性鎮咳薬が配合されていない風邪薬は数が少ないので、取扱い商品をあらかじめ把握しておきましょう。

眠くなる成分が入っていない商品：③⑫

　眠気が出やすい成分として、抗ヒスタミン薬やジヒドロコデインリン酸塩、デキストロメトルファン臭化水素酸塩水和物などがあります。しかし、**③⑫の商品にはこれらの成分が配合されていないため、服用後の車の運転が可能**です。また抗ヒスタミン薬や抗コリン薬などが入っていないため、前立腺肥大症や緑内障の人にも使用することができます。

漢方薬も選択肢になる

　漢方薬は、眠気の副作用がないなどのメリットがあるものも多く、一般的な薬ではカバーしきれない症状があるときにも有用です。とくに風邪薬は、持病などで服用できない人も多いため、風邪に使われる主な漢方薬は押さえておきましょう（➡137・138ページ）。

妊娠中・授乳中の人への対応

　風邪薬は複数の成分が配合されており、安全性の評価が難しいため、まずは個別の症状に合った薬を検討するようにします。風邪の内服薬を使用してよいかどうか判断できないときは、「風邪におすすめできるそのほかのアイテム（➡90ページ）」から選ぶのもよいでしょう。また、妊娠中の薬の服用による赤ちゃんへの影響は妊娠週数によって異なります。詳しくは3章の章扉の注意点（➡63ページ）を参照してください。

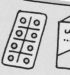

Case 5 胃のトラブル

胃薬は、各症状に使う成分のカテゴリーを把握すると選びやすくなります。症状が複数ある場合は、総合胃腸薬もよいでしょう。

主な症状

胃痛	みぞおちの辺りに痛みが現れ、シクシク痛む（継続的な鈍い痛み）、キューっと痛む（締め付けられるような痛み）などの表現がある。胃酸分泌の亢進と胃粘膜防御機能の低下により、胃粘膜が傷つくことで起こる
胸やけ	みぞおちの上のあたりがヒリヒリと焼けるような症状が出る。胃から食道に胃酸が逆流することで生じる
胃もたれ	食べたものが十二指腸に排出されず胃の中にたまっているため、胃が重く感じる症状が出る。食べ過ぎや胃の機能低下などにより、消化不良を起こした状態

代表的な胃腸の病気

胃・十二指腸潰瘍	消化性潰瘍とも呼ばれる。胃液の消化作用により、胃や十二指腸の粘膜がただれ、深い傷ができる

● 症状聴き取りのポイント

症状は複数あるかどうかを確認する

「胃痛が気になる」など症状がはっきりしている場合、単剤やシンプルな成分配合の薬を選択することができますが、症状が複数ある場合は総合胃腸薬が適していることもあります。どのタイプの薬を選んでいくか方針を決めるために、まずは症状が複数あるか、そしてその中で優先したい症状がはっきりしているのかを確認するようにしましょう。

腹痛の場合、痛む場所を確認する

腹痛とひとくちにいっても、胃痛や生理痛などさまざまなものがあります。お腹のどのあたりが痛いのかをお客様に確認することで、本当に胃痛かどうかをおおまかに推測することができます。

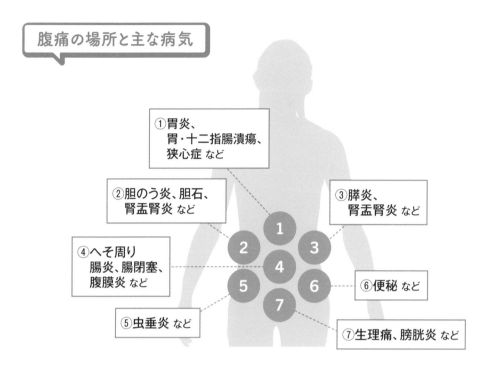

腹痛の場所と主な病気

①胃炎、
胃・十二指腸潰瘍、
狭心症 など

②胆のう炎、胆石、
腎盂腎炎 など

③膵炎、
腎盂腎炎 など

④へそ周り
腸炎、腸閉塞、
腹膜炎 など

⑤虫垂炎 など

⑥便秘 など

⑦生理痛、膀胱炎 など

直接吐き気を止める薬はOTC医薬品にはない

「吐き気止めはありますか?」とお客様に聞かれることがありますが、**吐き気を直接抑えるいわゆる「吐き気止め」は医療用医薬品になり、OTC医薬品にはありません。**

しかし、胃腸症状からくる軽い吐き気であればOTCの胃薬で対応できる場合があります。たとえば胃酸の出過ぎで吐き気がある場合や、消化不良で吐きそうな場合などは、吐き気の原因となっている症状に合わせて胃薬を選びます。ただし、胃腸症状がとくにない吐き気の場合、脳の病気なども考えられるため、医療機関への受診をすすめてください。

胃の不調の原因が「解熱鎮痛薬の副作用」である可能性も

アスピリンなどのNSAIDs（非ステロイド性抗炎症薬）は、痛みのもととなる物質である「プロスタグランジン」の産生を抑制する薬です。しかしプロスタグランジンには胃粘膜保護作用もあるため、NSAIDsを使うことで胃痛などの症状が現れることがあります。

胃の不調が解熱鎮痛薬によって引き起こされた場合、医師の診断によっては、消化性潰瘍の予防や治療が必要なケースがあります。このような**副作用の疑いがあるときは、受診勧奨をしてください。**

受診勧奨のポイント

激しい腹痛がある

- 急性虫垂炎※1など、さまざまな病気が考えられる

吐き気＋消化器以外の症状がある

- めまいを伴う場合はメニエール病※2が、頭痛を伴う場合は緑内障や脳の病気が疑われる

解熱鎮痛薬による胃腸障害の疑いがある

- OTCの解熱鎮痛薬の場合は、服用を中止して受診を促す
- 処方された解熱鎮痛薬の場合は、服用中止の判断はせずに受診を促す

胃・十二指腸潰瘍の疑いがある

- 真っ黒な便が出る
- みぞおちの痛みなどの胃腸症状を繰り返している、もしくはOTC医薬品を使っても改善しない

妊娠の可能性がある

- 吐き気や胃の不快感は、つわりの可能性もある
- お客様が妊娠に気づいていないこともある

※1：いわゆる「盲腸」のことで、虫垂の内部で細菌が増殖し、炎症が生じる病態である。
※2：内耳に何らかの異常が発生して、突然激しいめまいを起こす病態である。

主な有効成分とその特徴

分類		成分名	特徴
H₂ブロッカー		ファモチジン、ニザチジン	胃酸分泌を抑制し、胃酸から胃粘膜を保護する
胃粘膜保護薬		アズレンスルホン酸ナトリウム、アルジオキサ、スクラルファート、テプレノン、トロキシピド、銅クロロフィリンカリウム、メチルメチオニンスルホニウムクロライド	胃粘膜の表面を覆って保護する、胃粘液を増やす、胃粘膜の血流を改善するなどの方法で、胃酸に対する防御機能を高める
制酸薬		炭酸水素ナトリウム（重曹）、乾燥水酸化アルミニウムゲル、酸化マグネシウム、合成ヒドロタルサイト、メタケイ酸アルミン酸マグネシウム	胃内に分泌された胃酸を中和する
消化薬	炭水化物分解酵素	ビオヂアスターゼ、タカヂアスターゼ	消化酵素が不足して起こる消化器症状を改善する
	タンパク質分解酵素	プロザイム、ビオヂアスターゼ	
	脂肪分解酵素	リパーゼ	
	消化機能改善薬	ウルソデオキシコール酸	利胆作用による脂肪分解促進作用や、肝機能改善作用がある

3章
薬の選び方

分類		成分名	特徴
健胃生薬	苦味健胃薬	オウバク、オウレン、センブリ、ゲンチアナ、リュウタン	独特の苦味により、弱った胃の働きを良好にし、胃液の分泌を調整する
	芳香性健胃薬	ケイヒ、コウボク、ショウキョウ、チョウジ、チンピ	独特の芳香性により、弱った胃の働きを良好にし、胃液の分泌を調整する
抗コリン薬	鎮痛鎮痙薬	ブチルスコポラミン臭化物、ロートエキス	副交感神経刺激を弱めることで、内臓平滑筋のけいれんを抑える
	胃酸分泌抑制薬	ロートエキス、ピレンゼピン塩酸塩	副交感神経刺激を弱めることで、胃酸分泌を抑える
局所麻酔薬		オキセサゼイン、アミノ安息香酸エチル	胃粘膜に直接作用して、胃痛を和らげる

成分の選び方

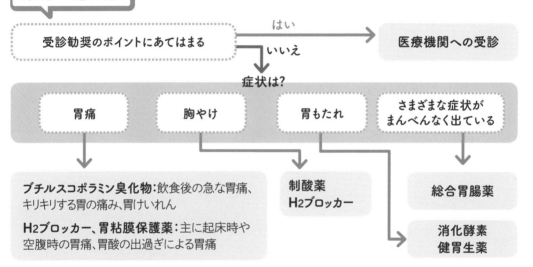

受診勧奨のポイントにあてはまる — はい → 医療機関への受診

いいえ

症状は?

- 胃痛
- 胸やけ
- 胃もたれ
- さまざまな症状がまんべんなく出ている

ブチルスコポラミン臭化物:飲食後の急な胃痛、キリキリする胃の痛み、胃けいれん

H₂ブロッカー、胃粘膜保護薬:主に起床時や空腹時の胃痛、胃酸の出過ぎによる胃痛

制酸薬
H₂ブロッカー

総合胃腸薬

消化酵素
健胃生薬

よくある要望を押さえよう

胃酸の分泌過剰による胃痛に適した薬	➡ H₂ブロッカー、胃粘膜保護薬
緊張やストレスによる胃痛に適した薬	➡ ブチルスコポラミン臭化物
強い胸焼けに適した薬	➡ H₂ブロッカー
軽度～中程度の胸焼けに適した薬	➡ 制酸薬
胃もたれに適した薬	➡ 消化酵素、健胃生薬
排尿困難、緑内障の人、高齢者が避ける薬	➡ 抗コリン薬
さまざまな症状があるときに適した薬	➡ 総合胃腸薬
つわりに使える可能性のある漢方薬	➡ 小半夏加茯苓湯、半夏厚朴湯（➡142ページ）
授乳中に使える可能性のある薬	➡ ファモチジン（ただし添付文書では禁止されている）、ウルソデオキシコール酸

主な商品

		① ガスター10	② 新セルベール整胃プレミアム〈錠〉	③ スクラートG	④ スクラート胃腸薬〈錠剤〉	⑤ 第三共胃腸薬プラス錠剤	⑥ 太田胃散〈分包〉	⑦ タナベ胃腸薬〈調律〉	⑧ ガストール錠	⑨ タナベ胃腸薬ウルソ	⑩ ブスコパンA錠
H2ブロッカー	ファモチジン	●									
胃粘膜保護薬	テプレノン		●								
	スクラルファート水和物			●	●						
	アルジオキサ					●					
	アズレンスルホン酸ナトリウム				●						
	L-グルタミン				●						
制酸薬	合成ヒドロタルサイト			●	●						
	沈降炭酸カルシウム					●	●	●			
	炭酸水素ナトリウム				●			●	●		
	メタケイ酸アルミン酸マグネシウム			●					●	●	
	その他の制酸薬					●	●				
健胃生薬			●	●		●	●	●			
消化薬	ビオヂアスターゼ						●	●	●		
	タカヂアスターゼ							●			
	ジアスメン				●						
	リパーゼ		●		●	●		●			
	ウルソデオキシコール酸									●	
抗コリン薬	ロートエキス				●			●			
	ピレンゼピン塩酸塩水和物								●		
	ブチルスコポラミン臭化物										●
消化管運動調節剤	トリメブチンマレイン酸塩							●			
整腸薬	乳酸菌					●					

3章
薬の選び方

● 商品選びのポイント

成分カテゴリーごとに見る

　OTCの胃薬はほとんどが配合薬です。その商品がどのような症状に使われるのかを把握するためには、成分一つひとつを見ていくのではなく、**成分カテゴリーごとに見ていくとよい**でしょう。たとえば⑥の太田胃散は、「制酸薬＋健胃生薬＋消化酵素」となり、制酸薬で胸やけを抑え、健胃生薬で弱った胃を元気にし、消化酵素で胃もたれを改善する薬だということ

がわかります。パッケージの成分一覧を見て、反射的に頭の中でカテゴリーをまとめられるようになると、胃薬の接客が上手にできるようになります。

持病のある人の胃薬選びは注意する

　アルミニウムを含む成分は、透析治療中の人は禁忌になっています。また、腎臓病の人がナトリウム、カルシウム、マグネシウム、アルミニウムなどを含む制酸薬を使うと、これらの成分の排泄が遅れ、副作用が現れることがあります。制酸薬は、抗菌薬など飲み合わせがよくない薬も多数あるので、とくに処方薬を飲んでいる場合は注意が必要です。

胃と腸を同時にケアできる商品：⑤

　乳酸菌が入っていることが特長で、胃の症状だけでなく、軟便や便秘の症状があるときにも使用することができます。

ロングセラーの胃薬：⑥

　作用時間の異なる制酸薬が複合的に入っています。また、服用時に感じる生薬の香りとメントールの清涼感で、気分がスッキリするというお客様の声もあります。

消化管運動を調節する薬が配合された商品：⑦

　トリメブチンマレイン酸塩は、弱った胃腸の運動を活発にする働きと、活発になりすぎた胃腸の運動を抑制する働きを同時に持つ、ユニークな成分です。別の商品で、セレキノンSという薬（➡106ページ）がありますが、こちらはトリメブチンマレイン酸塩の単剤で、下痢や便秘、腹痛などを繰り返す「過敏性腸症候群（IBS）」に使われます。同じ成分が使われているのにもかかわらず、⑦は胃の症状、セレキノンSは腸の症状が適応になっています。

強い胸やけや胃痛、胃酸の逆流がある場合：①

　H2ブロッカーは第1類医薬品ですが、どのような薬かを知っておくと、薬剤師にうまく取り次ぐことができます。H2ブロッカーも制酸薬も胸やけに効果のあるお薬ですが、**H2ブロッカーは胃酸そのものの分泌を抑える薬で、制酸薬よりも持続時間が長い**という特長があります。胸やけの症状が強い場合や胃痛がある場合はH2ブロッカーを選択し、軽度〜中程度の胸やけがある場合は制酸薬を選択します。

また、⑧に含まれるピレンゼピン塩酸塩水和物も胃酸の分泌を抑える薬で、H₂ブロッカーと同じように胃・十二指腸潰瘍の治療ガイドラインでも推奨度の高い成分です。ただしOTC医薬品の場合、医療用医薬品よりもピレンゼピン塩酸塩水和物の用量が少なく設定されているので、軽度～中程度の胸やけがある場合に選択するとよいでしょう。

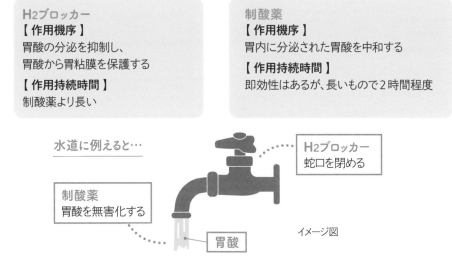

H₂ブロッカー
【 作用機序 】
胃酸の分泌を抑制し、
胃酸から胃粘膜を保護する
【 作用持続時間 】
制酸薬より長い

制酸薬
【 作用機序 】
胃内に分泌された胃酸を中和する
【 作用持続時間 】
即効性はあるが、長いもので2時間程度

水道に例えると…

H₂ブロッカー
蛇口を閉める

制酸薬
胃酸を無害化する

胃酸

イメージ図

胃痛がある場合：①～⑤

　H₂ブロッカーや胃粘膜保護薬が配合された商品を選びます。なかでも③④に配合されているスクラルファート水和物は、ガイドラインで推奨度の高い成分です。しかしスクラルファート水和物の場合も、OTC医薬品では用量が少ないため、「処方薬と同じものがほしい」というご要望があった場合は注意しましょう。

さしこみ（疝痛）がある場合：⑩

　さしこみとは周期的に反復して現れる発作的な内臓痛のことで、平滑筋の異常収縮によって起こります。ブチルスコポラミン臭化物は、副交感神経の刺激を弱めることで胃腸の異常な運動を抑えます。**抗コリン薬ですので、排尿困難や緑内障の人、高齢者への使用は避け、目のかすみや口渇などの副作用にも注意が必要**です。

妊娠中・授乳中の人への総合胃腸薬の使用

　総合胃腸薬の中には、授乳中・妊娠中に使える可能性のある商品もあります（➡152ページ）。

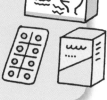

Case 6 下痢

下痢は感染性のものと非感染性のものがあり、使える薬も異なります。
思いあたる原因についてお客様に確認してみましょう。

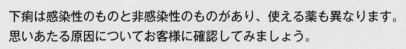

主な原因

食あたり	食あたりは「食中り」と書き、食中毒のことを指す。食べ物が原因で起こる胃腸炎のことで、主な原因は細菌やウイルス。梅雨から夏にかけては細菌性の食中毒が多く、冬（12月〜3月）はウイルス性の食中毒が増える
水あたり	水中毒の俗称。水が原因で起こる胃腸炎のことで、細菌やウイルスに汚染された水を飲んだときなどに引き起こされる
ストレス	腸は自律神経と密接な関係がある。心や体がストレスを受けるとそのバランスが崩れ、腸の動きが過剰になって下痢を引き起こすことがある
暴飲暴食	食べ過ぎにより食べ物が腸で消化しきれなかったときや、お酒や冷たい飲み物などで腸が刺激されたときに、下痢を引き起こすことがある

代表的な腸の病気

感染性胃腸炎	いわゆる「お腹の風邪」で、主にウイルスなどの微生物が原因となる。主な原因ウイルスには、ノロウイルス、ロタウイルス、アデノウイルスなどがある。また、食べ物によって生じるものを「食あたり」、水によって生じるものを「水あたり」と呼ぶこともある
過敏性腸症候群（IBS）	腹痛と下痢または便秘を慢性的に繰り返す病気。ストレスが主な原因といわれ、日本人のおよそ10％の人にこの症状がみられるといわれる

● 症状聴き取りのポイント

思いあたる原因について聞いてみる

　下痢止め薬を適切に選択するにあたり、感染性の下痢かどうかが1つのカギとなります。まずは思いあたる原因がないかどうかをお客様に聞いてみましょう。下痢の原因が、ストレスや冷え、暴飲暴食など、感染症でない場合は選択肢の幅が広がります。

感染性胃腸炎の可能性があるかどうかを確認する

　下痢に加えて、**腹痛や嘔吐、発熱があるときは、感染性の下痢の疑い**があります。その場合、下痢止め薬によっては腸内に病原菌がとどまってしまい、症状が悪化することがあります。薬を選ぶ場合は整腸薬が基本となりますが、最も大事なことは**水分をしっかりとって脱水を防ぎながら、下痢を出し切ること**です。脱水症状を防ぐために、経口補水液も役に立ちます。ただし、血便や激しい下痢・腹痛、38度以上の高熱、ひどい脱水症状を起こしている場合、医療機関への受診を促します。

胃腸炎の分類

感染性胃腸炎
主な原因：細菌、ウイルス

- - - - - - - - - - - - - - - - - - - -

非感染性胃腸炎
主な原因：ストレス、暴飲暴食、薬、
アレルギー物質

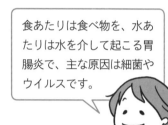

食あたりは食べ物を、水あたりは水を介して起こる胃腸炎で、主な原因は細菌やウイルスです。

主な感染性胃腸炎

　感染性胃腸炎の治療は、どのタイプであっても、症状に応じた対症療法（水分補給など）が基本となります。

分類	原因微生物	潜伏期間	感染源の例	主な症状	特徴	主な治療
細菌性胃腸炎	カンピロバクター	2〜5日	鶏肉	下痢、嘔吐、腹痛、血便	5〜7月、10月に多い	●水分補給、整腸薬 ●症状が強い場合、抗生物質を使うこともある
	サルモネラ	6〜72時間	鶏肉、卵	腹痛、下痢、嘔吐、発熱	夏季に多い	
	腸管出血性大腸菌（O-157など）	4〜8日	牛肉	激しい腹痛や頻回の水様便、鮮血便	夏季に多い	
ウイルス性胃腸炎	ノロウイルス	1〜2日	貝、感染者の吐物や便	下痢、吐き気、頭痛	12月〜3月に多い	●水分補給、整腸薬、吐き気止め
	ロタウイルス	2〜4日	感染者の吐物や便	下痢、吐き気、微熱	1〜4月に多く、乳幼児に好発する	

過敏性腸症候群（IBS）の疑いがある

- 腹痛と下痢または便秘を繰り返しており、生活に支障が出ている
- 専用のOTC医薬品もあるが、医師に診断されていない場合は受診を促す

消化管出血の疑いがある

- 黒色便は、胃や十二指腸からの出血と考えられる
- 血便は、小腸や大腸からの出血と考えられる

高齢者

- 脱水症状を起こしやすいため、受診を基本とする

症状が強い

- 血便、激しい下痢・腹痛、38度以上の高熱を伴う
- 口から水分補給ができないほどの脱水症状がある

主な有効成分とその特徴

分類	成分名	特徴
腸管運動抑制薬	ロペラミド塩酸塩	腸の過剰な運動を抑え、腸の粘膜の水分吸収を促す
抗コリン薬	ロートエキス	腸の異常収縮を抑制する
収斂薬	タンニン酸アルブミン、次没食子酸ビスマス、次硝酸ビスマス	腸内でたんぱく質と結合し、腸粘膜を保護して刺激を抑える
殺菌薬	タンニン酸ベルベリン、ベルベリン塩化物、アクリノール	腸内の有害細菌に対する殺菌作用がある
生薬	ゲンノショウコ末	乱れた腸の動きを整える
	オウバク乾燥エキス	抗菌・抗炎症作用がある
	木クレオソート	腸のぜん動運動の正常化作用、腸管内の水分分泌の抑制作用、水分吸収促進作用がある
吸着薬	天然ケイ酸アルミニウム、沈降炭酸カルシウム	腸内の有害物質を吸着・除去する
整腸薬	乳酸菌、納豆菌	腸内環境を整える

成分の選び方

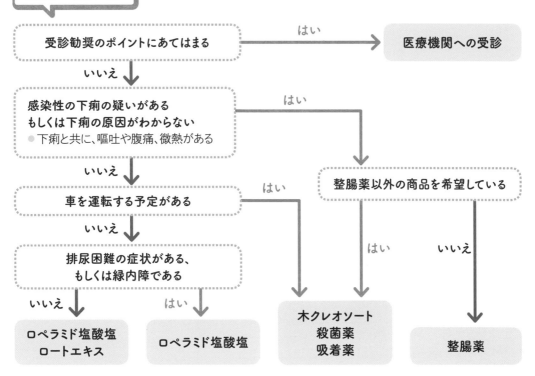

受診勧奨のポイントにあてはまる	はい → 医療機関への受診

いいえ ↓

感染性の下痢の疑いがある
もしくは下痢の原因がわからない
● 下痢と共に、嘔吐や腹痛、微熱がある

はい →

いいえ ↓

車を運転する予定がある

はい →

整腸薬以外の商品を希望している

はい ↓ / いいえ ↓

いいえ ↓

排尿困難の症状がある、
もしくは緑内障である

いいえ ↓ / はい ↓

ロペラミド塩酸塩
ロートエキス

ロペラミド塩酸塩

木クレオソート
殺菌薬
吸着薬

整腸薬

よくある要望を押さえよう

下痢止め効果の高い薬	➡ ロペラミド塩酸塩
感染性の下痢の疑いがあるときに適した薬	➡ 整腸薬
下痢の原因がわからないときに適した薬	➡ 整腸薬
車を運転するときに避ける薬	➡ ロペラミド塩酸塩、ロートエキス
排尿困難、緑内障の人、高齢者が避ける薬	➡ ロートエキス
牛乳アレルギーの人が避ける薬	➡ タンニン酸アルブミン
妊娠中に使える可能性のある薬	➡ 整腸薬
授乳中に使える可能性のある薬	➡ ロペラミド塩酸塩、整腸薬

ワンポイントアドバイス

下痢症状への対応でいちばん大事なことは、脱水症状を防ぐことです。そんなときに役に立つのが経口補水液。有名な商品にOS-1（オーエスワン）があります。

3章
薬の選び方

主な商品		① ピタリット	② トメダインコーワフィルム	③ ストッパ下痢止めEX	④ ビオフェルミン止瀉薬	⑤ エクトール赤玉	⑥ 新ワカ末プラスA錠	⑦ セイロガン糖衣A	⑧ スメクタテスミン	⑨ 新ビオフェルミンS錠	⑩ セレキノンS
腸管運動抑制薬	ロペラミド塩酸塩	●	●								
抗コリン薬	ロートエキス			●	●	●					
収斂薬	タンニン酸アルブミン				●						
殺菌薬	タンニン酸ベルベリン			●		●					
	ベルベリン塩化物水和物	●					●				
	アクリノール水和物					●					
生薬	木クレオソート							●			
	その他の生薬				●	●	●	●			
吸着薬	天然ケイ酸アルミニウム								●		
整腸薬	乳酸菌				●					●	
消化管運動調節薬	トリメブチンマレイン酸塩										●
消化薬	ビオヂアスターゼ	●									
	ウルソデオキシコール酸					●					
ビタミン類	ビタミンB1、ビタミンB2など	●					●				

● 商品選びのポイント

下痢止め効果の高い成分が入っている商品：①②

　ロペラミド塩酸塩が含まれている商品を選びます。ただしロペラミド塩酸塩は、感染性の下痢の疑いがあるときは使えないことと、眠気の副作用があることに注意しましょう。

水なしで服用できる商品：②③

　外出中や電車の中など、思わぬ場所でお腹が痛くなってしまったときに便利です。

感染性の下痢の疑いがある、もしくは下痢の原因がわからない場合：⑥⑦⑧⑨

　感染性の下痢の疑いがあるときに一番大事なことは脱水を防ぐことであり、薬を使う場合

は、⑨などの整腸薬が基本となります。しかし、整腸薬以外の薬がほしいというご希望がある場合は、⑥⑦⑧などの「腸の運動を止めないタイプの下痢止め薬」も使うことができます。⑦の主成分である木クレオソートは、腸の機能を正常に戻す作用があります。⑧の主成分である天然ケイ酸アルミニウムは、腸内において下痢の原因物質を吸着し、損傷部位に付着して修復・保護する作用があります。

過敏性腸症候群（IBS）に適応のある商品：⑩

再発したIBSが適応です。医師にIBSと診断されていない場合は使用することができないため、IBSが疑われる場合は医療機関への受診をすすめます（トリメブチンマレイン酸塩について➡100ページ）。

排尿困難や緑内障の人、高齢者への対応：③④⑤を避ける

排尿困難や緑内障の人、高齢者は、ロートエキスの使用を避けます。ロートエキスは「前立腺肥大による排尿障害のある人」「閉塞隅角緑内障のある人」に禁忌の薬です。しかしOTC医薬品の場合、排尿困難、緑内障の人は「してはいけないこと」ではなく「相談すること」になっているため、注意が必要です。

また、前立腺肥大症や緑内障は高齢者に多い病気です。本人に病気の自覚がない場合もあるので、慎重に対応しましょう。

妊娠中の人が使用できると考えられる商品：⑨

受診勧奨を基本とし、薬を希望している場合には整腸薬をすすめるにとどめます。また、経口補水液を使うのもよい方法です。つわりと下痢症状が重なってしまうと脱水症状を起こしやすいので、とくに注意が必要です。つわりは多くの場合、妊娠5〜6週頃から始まり、妊娠16週頃までに治まります。

授乳中の人が使用できると考えられる商品：②⑨

ロペラミド塩酸塩は、国立成育医療研究センターの「授乳中に安全に使用できると考えられる薬」に掲載があり、安全に使えると考えられます。

Case 7 便秘

便秘の改善のためにまず取り組みたいことは、食事や運動などの生活習慣の見直しです。それでも改善しない場合、便秘薬の使用を検討します。

主な原因

便秘は大きく分けて、機能性便秘と器質性便秘に分かれます。機能性便秘は消化管が機能低下を起こしたことによる便秘、器質性便秘は腸管に病気があり、それが原因で起こる便秘です。

機能性便秘① 弛緩性便秘	運動不足や腹筋力の低下と共に、大腸の運動機能が低下してしまい、便を押し出せなくなることで起こる便秘。大腸内に便が長くとどまるため、水分が過剰に吸収されて便が硬くなる。女性や高齢者に多い
機能性便秘② けいれん性便秘	ストレスなどにより副交感神経が過度に興奮し、腸がけいれんすることで起こる。ウサギのフンのようなコロコロとした便が出る。仕事が忙しいオフィスワーカーや若い人にも多い
機能性便秘③ 直腸性便秘	便が直腸に達しても便意を催さず、直腸に便がたまってしまうことで起こる便秘。高齢者や寝たきりの人、排便を我慢する習慣のある人に多い
器質性便秘	イレウス（腸閉塞）、大腸がんなど器質的な（臓器そのものの）原因によって起こる便秘

● 症状聴き取りのポイント

生活習慣についても確認する

症状を伺うときに、あわせて**お客様の生活習慣の確認**を行います。便秘になる要因として、不規則な食事・生活や、食物繊維・水分・脂質などの摂取不足、運動不足などが挙げられます。生活習慣が乱れていると、薬を使って一時的に症状が改善しても、また便秘を繰り返してしまいます。生活習慣の見直しを優先するようアドバイスをしましょう。

便秘以外の症状がないかを確認する

　下痢や便秘を繰り返している、血便が出る、嘔吐があるなど、便秘以外の症状がある場合、重篤な病気が隠れていることがあります。このような場合は病院の受診を促しましょう。

受診勧奨のポイント

大腸がんの疑いがある
- 下痢と便秘を繰り返している
- 便が細くなった　● 血便

イレウス（腸閉塞）の疑いがある
- 腹痛　● 腹部膨満感
- 嘔吐　● 排便の停止

刺激性便秘薬濫用の疑いがある
- 薬を長期連用している
- 薬を使わないと便が出なくなっている
- 用法・用量を守っていない
- ダイエット目的で使用している

主な有効成分とその特徴

分類	成分名	特徴
大腸刺激性下剤	ビサコジル、ピコスルファートナトリウム水和物、ダイオウ、センナ、センノシド	腸を刺激することにより、排便を促す
塩類下剤	酸化マグネシウム、硫酸マグネシウム、水酸化マグネシウム	腸管内の浸透圧を高めて便に水分を与え、やわらかくして排便を促す
膨潤性下剤	プランタゴ・オバタ種皮、カルメロースナトリウム	水を含むと大きく膨らむ性質があり、腸内で水分を吸収して便通を改善する
浸潤性下剤	ジオクチルソジウムスルホサクシネート（DSS）	界面活性作用によって便の表面張力を低下させ、便中に水分を浸透させて便を柔らかくする
整腸薬	乳酸菌	腸内環境を整える
乳幼児用薬	マルツエキス	大腸に到達した麦芽糖が発酵し、腸の運動を促す。乳幼児の便秘に使われる
坐薬	炭酸水素ナトリウム　無水リン酸二水素ナトリウム	直腸の中で徐々に炭酸ガスを発生し、ぜん動運動を促進する
浣腸	グリセリン	直腸壁からの水分吸収に伴う刺激で、ぜん動運動を促進する

便秘薬の分類と作用

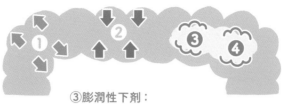

イメージ図

①大腸刺激性下剤：
　腸を刺激することにより排便を促す

②塩類下剤：
　薬が腸管に水を呼び込む

③膨潤性下剤：
　薬自体が腸管内で水を吸収して膨らむ

④浸潤性下剤：
　界面活性作用により水と便が混ざりやすくする

成分の選び方

受診勧奨のポイントにあてはまる ──はい──▶ **医療機関への受診**

↓いいえ

今回症状が出てから塩類下剤をすでに使用したが、改善しない

いいえ↓　　　　　　　はい↓

塩類下剤

次の順で対応する
1. 塩類下剤の服用方法が適切かを確認し、
　必要に応じて服薬のアドバイスを行う
　● 服用量は適切か
　● 服用時、たっぷりの水で飲んでいるか（コップ2杯程度）
2. 1を行った上で症状が改善されない場合、
　頓服で大腸刺激性下剤を使用する

よくある要望を押さえよう

医薬品以外の商品	➡ 整腸薬、ヨーグルト
医薬品で初めに検討する薬	➡ 酸化マグネシウム
おなかが痛くなりにくい薬	➡ 酸化マグネシウム
非刺激性の便秘薬で改善しないときに使う薬	➡ 刺激性便秘薬の頓服
腎臓病の人が避ける薬	➡ 酸化マグネシウム
妊娠中に使える可能性のある薬	➡ 酸化マグネシウム
授乳中に使える可能性のある薬	➡ 酸化マグネシウム、ピコスルファートナトリウム水和物、ビサコジル、センナ、センノシド（ただし、センナとセンノシドは添付文書では禁止されている）

主な商品		① 酸化マグネシウムE便秘薬	② 3Aマグネシア	③ コーラック	④ スルーラックS	⑤ ビューラック・ソフト	⑥ タケダ漢方便秘薬	⑦ 新ウィズワン	⑧ オイルデル	⑨ 和光堂マルツエキス・スティック	⑩ 新ビオフェルミンS錠	⑪ 新レシカルボン坐剤S	⑫ イチジク浣腸30
塩類下剤	酸化マグネシウム	●	●										
大腸刺激性下剤	ビサコジル			●	●								
	ピコスルファートナトリウム水和物					●							
	大黄甘草湯エキス散						●						
	センノシド				●			●					
浸潤性下剤	ジオクチルソジウムスルホサクシネート（DSS）								●				
膨潤性下剤	プランタゴ・オバタ種皮末							●					
乳幼児用剤	マルツエキス									●			
整腸薬	乳酸菌										●		
坐薬	炭酸水素ナトリウム											●	
	無水リン酸二水素ナトリウム											●	
浣腸	グリセリン												●
その他	カスカラサグラダ乾燥エキス							●					
	麻子仁末								●				

3章
薬の選び方

● 商品選びのポイント

医薬品以外の商品を試してみる

　便秘薬を使う前に、整腸薬やヨーグルトなど、整腸作用を持つ医薬品以外の商品を試してみるのもよい方法です。乳酸菌などの生菌にもいろいろな種類があり、人によって合う・合わないもありますが、安全面や価格面で薬よりも気軽に試すことができる利点があります。

　また、整腸薬は「医薬品」と「指定医薬部外品」の区分の商品があり、⑩は「指定医薬部外品」にあたります。「医薬品」の場合、制酸薬など生菌以外の成分が入っていることがあります。

最初に試す便秘薬：①②⑧

　最初に検討する便秘薬としては、非刺激性の便秘薬である塩類下剤①②を選びましょう。また、⑧も非刺激性の便秘薬なので、便が出口で硬くなって出づらい人に試してもらうのもよいでしょう。

　OTC医薬品の便秘薬は、1回1〜3錠というように服用量に幅を設けていることがあるので、**まずは少量から試し、必要に応じて増減**します。まれに「塩類下剤が効かない」というお客様に、普段どのように服用しているかを聞いてみると、ベストな用法・用量で使っていないことがあります。また、塩類下剤は効果を充分に発揮させるために、水分を多めに摂取する必要があります。薬の変更をする前に、まずは薬の使い方を確認してみてください。

　なお、**腎機能障害のある人では「高マグネシウム血症」のリスクがあるので、酸化マグネシウムの使用は避けます。**さらに、高齢者も腎機能が低下していることが多いので、酸化マグネシウムを自己判断で漫然と使用することは避けるべきでしょう。

塩類下剤で改善されないときに使う商品：③〜⑦

　塩類下剤で便秘が改善されない場合、大腸刺激性下剤を必要時のみ追加します。OTC医薬品の場合、便秘薬の併用は禁止されているため、一時的に大腸刺激性下剤に切り替える方法がよいでしょう。大腸刺激性下剤は耐性のリスクなどが指摘されているため、毎日続けて服用することは避け、短期間の使用に限ります。

妊娠中の人が使用できると考えられる商品：①②⑩⑪

　妊娠中は体質が変化するため、生活習慣の見直しだけでは便秘が改善できないこともあります。このような場合は、**腎機能に問題がなければ、酸化マグネシウム**を検討します。また、坐薬に抵抗がなければ、10〜30分で排便反射を促す⑪も選択肢になります。一部の大腸刺激性下剤も妊娠中に使える可能性がありますが、妊娠中の便秘は長期的な管理が必要になる可能性があるので、酸化マグネシウムで改善がみられなければ、病院の受診を促しましょう。

授乳中の人が使用できると考えられる商品：①②③⑤⑩

　授乳中の便秘薬も、まずは①②の塩類下剤から試してみるのがよいでしょう。また、刺激性下剤のピコスルファートナトリウム水和物やビサコジルも、母乳中へはほとんど移行しないため、乳児への影響はないとされています。

Case 8 皮膚のトラブル
（湿疹、皮膚炎、やけど、にきび）

皮膚症状は多岐にわたりますが、軽症であればOTC医薬品で対応することができます。単剤などのシンプルな商品から覚えていきましょう。

主な症状

かゆみ、湿疹	乾燥や虫刺され、汗、金属や植物によるかぶれ（接触皮膚炎）など、さまざまな原因がある
じんましん	急に全身に浮腫性の皮疹が出たり消えたりして、かゆみを伴う。食べ物や医薬品、寒冷などさまざまな原因があるが、原因不明の場合も多くある
化膿を伴う皮膚炎	代表的なものに、とびひ、めんちょう、毛嚢炎がある。黄色ブドウ球菌などの細菌の侵入・増殖により発症し、皮膚が化膿する
やけど	熱湯や油、火、炊飯器からの水蒸気、アイロンなどに触れたときに起こる皮膚の損傷。日焼けもやけどの一種
にきび（尋常性ざ瘡）	思春期の子どもに多く、皮脂分泌が亢進した毛穴が角質で詰まり、毛穴に生息するアクネ菌が増殖することで起こる。成人してからのにきびは、生理不順やストレスなど、さまざまな要因が関係している

代表的な皮膚の病気

アトピー性皮膚炎	アトピー素因という遺伝的にかゆみを起こしやすい体質や、ホコリやダニ、花粉へのアレルギー反応など環境要因が発症に関係している。かゆみを伴う湿疹が主な症状
帯状疱疹	水痘・帯状疱疹ウイルスが原因。水ぼうそうにかかった後も体内にウイルスが潜んでおり、ストレスなどにより免疫機能が下がったときにウイルスが活性化されて発症する

3章

薬の選び方

113

症状聴き取りのポイント

日頃のスキンケアについて質問する

　湿疹や皮膚炎、乾燥肌などの皮膚トラブルを改善するためには、スキンケアも大切です。症状を聞くときに、毎日のスキンケアについても確認してみましょう。必要であれば、症状を緩和する薬だけでなく、保湿剤も一緒に案内します。

患部が化膿していないかどうかを確認する

　患部が化膿しているかどうかによって、薬の選び方が異なってきます。化膿しているかどうかは、患部がじゅくじゅくして黄白色のうみが出ていないかどうかを確認しましょう。うみには、細菌やウイルスと戦って役割を終えた白血球が含まれています。

受診勧奨のポイント

アトピー性皮膚炎の疑いがある
- 強いかゆみを伴う湿疹が長期間続いている
- 顔、ひじ、ひざに湿疹がある
- アレルギー疾患を持つ家族がいる
- 気管支喘息やアレルギー性鼻炎がある

症状が強い、もしくは広範囲である
- 深度II度以上のやけどや広範囲のやけどである
- 皮膚症状に加えて発熱がある
- 患部が広範囲にわたる
- 5〜6日間薬を使っても症状が改善しない

薬疹の疑いがある
- 薬を飲んだ直後から2週間ぐらいの間に湿疹が出た
- 原因と思われる薬を中止したら改善している
- かゆみが強く、左右対称性に赤色の皮疹が出ている

帯状疱疹の疑いがある
- ピリピリ、チクチクといった、神経痛のような痛みがある
- 神経にそって帯状に、少しもり上がった赤い斑点が出ている
- 腕や胸、背中など、上半身に症状が出ている

動物に咬まれた（咬傷）
- 動物の牙により深い傷ができ、口中の細菌が傷深くに入り込むことで感染症を起こすことがある

にきび
- 軽度であっても確実に治したいという要望がある
- できては治るを繰り返している
- 炎症を起こした赤いにきびや化膿した黄色いにきび、広範囲にできているなど、重度のにきびである

主な有効成分(外用)とその特徴

分類		成分名	特徴
ステロイド	III群strong（強い）	ベタメタゾン吉草酸エステル、フルオシノロンアセトニド	●抗炎症作用や免疫抑制作用などにより、皮膚炎を和らげる
	IV群medium（普通）	ヒドロコルチゾン酪酸エステル、プレドニゾロン吉草酸エステル酢酸エステル	●作用の強さによって5段階に分類されるが、OTC医薬品はIII群〜V群の間の強さである
	V群weak（弱い）	デキサメタゾン酢酸エステル、プレドニゾロン、ヒドロコルチゾン酢酸エステル、ヒドロコルチゾン	
抗炎症薬		イブプロフェンピコノール、グリチルリチン酸ニカリウム、ウフェナマート	●患部の炎症を抑える
抗ヒスタミン薬		ジフェンヒドラミン塩酸塩、クロルフェニラミンマレイン酸塩	●かゆみなどのもととなるヒスタミンを押さえる
鎮痒薬		クロタミトン	●熱感刺激によりかゆみを抑える
抗菌薬		オキシテトラサイクリン塩酸塩、コリスチン硫酸塩、フラジオマイシン硫酸塩、バシトラシン	●化膿部位に使用できる
抗菌薬（サルファ剤）		スルファジアジン	
殺菌消毒薬		イソプロピルメチルフェノール、クロルヘキシジン塩酸塩、レゾルシン	●殺菌する
組織修復薬		アラントイン	●傷の治癒を助ける
皮膚軟化薬		イオウ、サリチル酸	●角質を柔らかくする
保湿剤		尿素	●角質層の水分保持量を高め、皮膚の乾燥を改善する
		ワセリン	●皮膚を保護する
		ヘパリン類似物質	●保湿、血行促進作用がある

成分の選び方（外用）

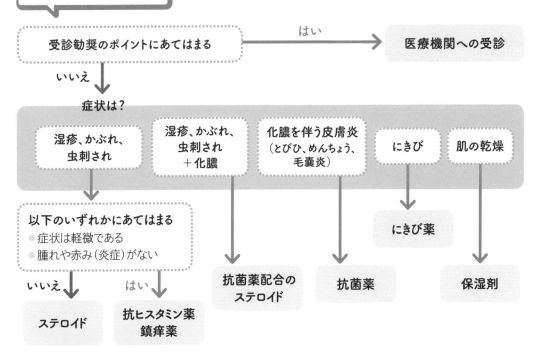

よくある要望を押さえよう

虫さされに適した薬	➡ ステロイド、抗ヒスタミン薬
かゆみに適した薬	➡ 抗ヒスタミン薬、鎮痒薬、ステロイド
はれ、赤みのある湿疹に適した薬	➡ ステロイド
湿疹と化膿、もしくはかき壊しに適した薬	➡ 抗菌薬配合のステロイド
手湿疹に適した薬	➡ ステロイド
あかぎれに適した薬	➡ ワセリン、紫雲膏、ステロイド
軽い（Ⅰ度）やけどに適した薬	➡ ワセリン、紫雲膏、抗菌薬
じんましんに適した薬	➡ 抗ヒスタミン薬（内服・外用）
妊娠中・授乳中の場合	➡ 通常量であれば使用できると考えられるが、添付文書の指示に従う

ワンポイントアドバイス

じんましんによる症状だと考えられるときは、内服の抗ヒスタミン薬の使用が基本となります。
ガイドラインでは、第二世代の抗ヒスタミン薬が第一選択薬として推奨されていますが、OTC
医薬品の場合、じんましんに適応のある第二世代の抗ヒスタミン薬は種類が限られています。
じんましんに適応のある商品としては、ジンマート錠、アレルギール錠、レスタミンコーワ糖
衣錠などがあります。

主な商品

分類		成分	①リンデロンVs軟膏	②セロナ軟膏	③ムヒアルファEX	④コートf MD軟膏	⑤テラ・コートリル軟膏a	⑥ムヒ・ベビーb	⑦新レスタミンコーワ軟膏	⑧ドルマイシン軟膏	⑨ペアアクネクリームW	⑩クレアラシルS3	⑪ケラチナミンコーワ20%尿素配合クリーム	⑫ピアソンHPクリーム
ステロイド	III群（強い）	ベタメタゾン吉草酸エステル	●											
	IV群（普通）	ヒドロコルチゾン酪酸エステル		●										
		プレドニゾロン吉草酸エステル酢酸エステル			●									
	V群（弱い）	プレドニゾロン				●								
		ヒドロコルチゾン					●							
抗炎症薬		イブプロフェンピコノール									●			
		グリチルリチン類			●			●				●		
抗ヒスタミン薬		ジフェンヒドラミン			●			●	●					
鎮痒薬		クロタミトン			●									
抗菌薬		オキシテトラサイクリン塩酸塩					●							
		コリスチン硫酸塩								●				
		バシトラシン								●				
殺菌消毒薬		イソプロピルメチルフェノール			●			●			●			
		レゾルシン										●		
皮膚軟化薬		イオウ										●		
保湿剤		尿素											●	
		ヘパリン類似物質												●
その他					●			●				●		

3章　薬の選び方

● 商品選びのポイント

万能薬はありません

　オロナインH軟膏はとても人気のあるお薬ですが、万能薬のようにどんな症状にも使おうとするお客様がいます。主成分は殺菌消毒薬のクロルヘキシジン塩酸塩ですので、主に傷に使用するものであり、湿疹や虫さされには使うことはできません。

シンプルな成分配合の商品を覚えておく

　OTCの皮膚用薬は、さまざまな作用を持つ薬を組み合わせた配合薬が多いですが、単剤などのシンプルなお薬もあります。成分が増えるほど接触皮膚炎（かぶれ）のリスクも上がるので、まずはこのような商品から検討するとよいでしょう。

Ｉ度のやけど：⑧

　皮膚は表皮、真皮、皮下組織の３層構造になっており、やけどはその深さによって３つに分類されます。Ｉ度は表皮まで、Ⅱ度は真皮まで、Ⅲ度は皮下組織までやけどが到達したものです。このうち、Ｉ度までの小さなやけどであれば、セルフケアで様子をみてもよいでしょう。真皮までやけどが達していると水ぶくれができるため、Ｉ度のやけどは水ぶくれがないことが１つの目安となります。**Ⅱ度以上のやけどの場合、適切な治療を受けないと細菌感染を起こしたり、傷跡が残ったりすることもあるので、医療機関への受診を促しましょう。**

熱傷深度	深さ	皮膚の様子
Ｉ度	表皮まで	乾燥
浅達性Ⅱ度	真皮の浅いところまで	湿潤、水ぶくれ形成
深達性Ⅱ度	真皮の深いところまで	湿潤、水ぶくれ形成
Ⅲ度	皮下組織まで	乾燥、硬化、炭化

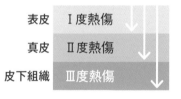

　OTC医薬品で様子をみる場合、抗菌薬だけでなく、「紫雲膏」も選択肢になります。「紫雲膏」は肉芽形成促進作用があり、やけどだけでなく、ひび、あかぎれ、しもやけなどにも使うことができます。軟膏の色が赤紫色なので、衣服に付かないように注意しましょう。

　また、やけどの応急処置としては、すぐに冷やすことが大切です。**約15分から30分間、水道水で冷却します。**その後病院に行く場合は、治療を邪魔してしまうことがあるので、油薬や軟膏は塗らないようにします。

化膿を伴う皮膚炎：⑧

　細菌が原因となる皮膚炎にはいろいろなものがあります。

●**伝染性膿痂疹（とびひ）**：接触によってうつり、火事の飛び火のようにあっという間に全身に広がることから、このように呼ばれます。

● **毛嚢炎（疔）、せつ、よう**：毛嚢炎は、毛包
（毛穴の奥の毛根を包んでいるところ）に細菌
が感染することによって起こる炎症です。毛
嚢炎がひどくなると「せつ」になり、更に複
数の「せつ」が連なると「よう」になります。
疔は毛嚢炎の古いいい方で、顔面に生じるも
のを面疔と呼びます。軽度の場合はOTC医薬
品で様子をみてもよいですが、**炎症や痛みが
強い、患部が大きい、広範囲におよぶ、のい
ずれかにあてはまる場合は受診勧奨をします。**

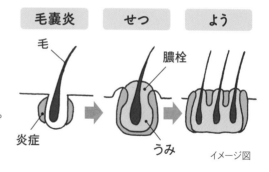

図は第一三共ヘルスケアのホームページを
参考に作成
https://www.daiichisankyo-hc.co.jp/site_
hifuken/symptom/mounouen/

にきび：⑨⑩

にきび予防・改善のためには、正しいスキンケアも重要です。患部を手で触らないように
し、1日2回の洗顔と、低刺激性でノンコメドジェニックなにきび用基礎化粧品でケアしま
す。スキンケア方法の説明は、美容部門のスタッフにお願いするのもよいでしょう。

また、OTC医薬品には、にきび治療のガイドラインで強く推奨されている成分がありませ
ん。お客様から「確実に治したい」とご要望がある場合は、皮膚科の受診を促します。医療
用医薬品には、抗菌薬の内服・外用や、毛穴の詰まりを改善する薬などさまざまなものがあ
ります。OTC医薬品は、「軽度のにきびなので様子をみたい」「受診までのつなぎにしたい」な
どのご要望のある場合に、選択するようにしましょう。

OTC医薬品を選ぶ場合、⑨に含まれる**イブプロフェンピコノールは抗炎症薬ですので、赤
みのある炎症性のニキビ**に向いています。⑩に含まれる**イオウは角質軟化作用に加え、皮脂
を吸着する作用があるので、皮脂の多い人**に向いています。

シンプル処方のステロイド外用薬：①②④

まれにステロイド外用薬について「副作用がこわい」というお客様がいます。しかしステ
ロイド外用薬は、正しく使えば重篤な副作用を生じることもほとんどなく、大変有効なお薬
です。最終的にどの商品を買うか決めるのはお客様ですが、できるだけ丁寧にご案内し、薬
を安心して使っていただけるように心がけましょう。

ステロイド外用薬は効果の強さにより5ランクに分類されており（OTC医薬品の場合は下

から3ランクまで販売されている）、炎症の度合いと、体のどこの部位に使うかによって、使い分ける必要があります。

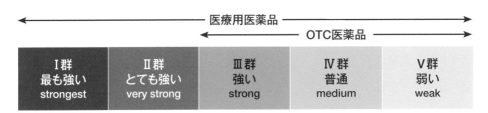

● ステロイド外用薬使用のポイント

ステップアップ療法とステップダウン療法

ステロイド外用薬による治療には、ステップアップ療法とステップダウン療法の2つがあります。しかし、ステップアップ療法では、効果の低いものを使い続けることにより、治療期間が延びたり、症状が悪化したりすることもあります。よって**現在の医療現場では、ステップダウン療法が主流**となっています。これにならい、ステロイド外用薬を使い始めるときは、十分に効果のありそうなものを選びます。

ステップアップ療法	ステップダウン療法
効き目の弱いランクのステロイド外用薬から使う。効果がなければ徐々に強いものに変える。	十分な効果が得られる強さのステロイド外用薬から使う。症状が改善したらランクダウンし、最終的には非ステロイド外用薬や保湿剤などで維持する。

体の部位による使い分けの目安

ステロイド外用薬の皮膚への吸収率は、体の部位によって異なります。よって、**吸収率の低い部位にはstrongタイプ、吸収率の高い部位にはmediumやweakタイプを使う**とよいでしょう。

> **ステロイド外用薬の使い分けの目安**
>
> Ⅲ群 **強い（strong）**：胸、お腹、背中などの体幹、手足
> Ⅳ群 **普通（medium）**：顔、首などの皮膚の薄い部分、乳幼児の体幹、高齢者
> Ⅴ群 **弱い（weak）**：まぶた、乳幼児の顔　　　　※OTCのステロイド外用薬は
> 　　　　　　　　　　　　　　　　　　　　　　　　　　まぶたや目のまわりには使えません。

1FTUを基本として適量を塗る

皮膚用薬の塗布量は、大人の手のひら2枚分くらいの場所に対して0.5gを塗るのが一般的な目安です。大人の人差し指の先端から第1関節まで薬をのせた量を、1FTU（finger tip unit）と表し、25〜50gの大きいチューブの場合、1FTUは約0.5gとなります。

実際に塗ってみると薬が多いと感じるかもしれませんが、たっぷり塗ることで十分な効果が得られます。塗った後にティッシュペーパーが軽くくっつく程度が理想的な量です。

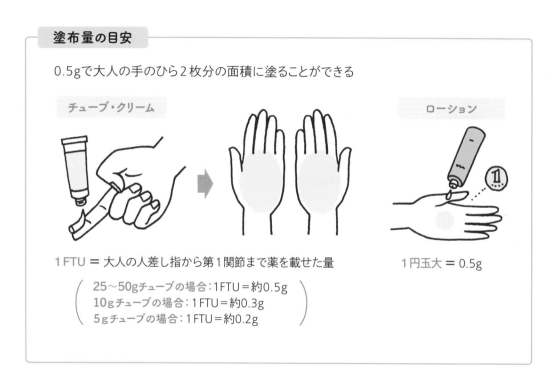

塗布量の目安

0.5gで大人の手のひら2枚分の面積に塗ることができる

チューブ・クリーム　　　　　　　　ローション

1FTU＝大人の人差し指から第1関節まで薬を載せた量　　　1円玉大＝0.5g

（
25〜50gチューブの場合：1FTU＝約0.5g
10gチューブの場合：1FTU＝約0.3g
5gチューブの場合：1FTU＝約0.2g
）

妊娠中・授乳中におけるOTCステロイド外用薬の使用

局所的な使用であれば、経皮吸収される薬の量は少量なので、赤ちゃんへの影響はほぼないと考えられます。患部が広範囲にわたる場合は受診勧奨をしてください。また、授乳中の場合、赤ちゃんの口に薬が入らないように注意します。

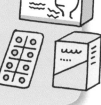

Case 9 筋肉痛、関節痛

外用鎮痛消炎薬は剤形が豊富ですが、成分はそこまで多くありません。
成分と剤形の両方の面から適切な商品を選べるようにしましょう。

主な症状

肩こり痛・腰痛	主な原因は筋肉の緊張や炎症。腰痛の原因はさまざまで、原因が特定できるものは15％程度といわれる。長引く場合には受診勧奨をする
筋肉痛	筋肉痛は普段使わない筋肉を使ったときに現れることが多く、傷ついた筋線維を修復するときに痛みが生じるといわれる
関節痛	痛風や関節リウマチなど、さまざまな原因がある。一番多いものは変形性関節症で、加齢と共に関節の軟骨がすり減り痛みが生じる
腱鞘炎	手首や指の使い過ぎによって手指に起こる炎症。近年はスマートフォンの使い過ぎによって発症する事例もある
打撲	どこかに体をぶつけたり強く打ったりすることで起こる炎症。内出血が次第に痛みに変わる
捻挫	関節に無理な力が加わり、靱帯や腱、軟骨などが傷つくことで起こるけがの一種

● 症状聴き取りのポイント

薬を使用する部位を確認する

外用鎮痛消炎薬を選ぶときは、どこの部位に使用するのかをお客様に確認し、適切な薬を絞り込んでいきます。指のような小さくてよく動かす部位や、背中のように広くてあまり動かさない部位など、患部の大きさや場所によって選ぶ商品が違ってきます。

喘息を起こしたことがあるかどうかを確認する

外用のNSAIDsは添付文書上、ほとんどの商品が「喘息を起こしたことがある人」は禁忌になっています。しかし、ロキソニンSテープなど一部の商品は「本剤又はほかの解熱鎮痛薬、

風邪薬、外用鎮痛消炎薬を使用して喘息を起こしたことがある人（つまり、アスピリン喘息を起こしたことのある人）」が禁忌、気管支喘息が「相談すること」になっており、医療用医薬品の注意事項に準じた記載になっています。このように、添付文書の記載にはバラつきがありますので、お客様の病歴と添付文書の記述を確認してから販売するようにしましょう。

腰痛は思わぬ病気の可能性も

　腰痛は、発症後1ヵ月以内の急性腰痛（ぎっくり腰）と、3ヵ月以上持続する慢性腰痛に分けられます。急性腰痛の場合、通常1週間ほどで自然に回復します。時間が経っても回復しない場合、内臓の異常など重大な病気が隠れていることもあります。

応急処置（RICE処置）を行ったかを確認する

　スポーツの最中にけが人が出た場合、病院にかかるまでの間、損傷部位の障害を最小限にとどめるために行う処置を「**応急処置（RICE処置）**」といいます。

　応急処置は日常生活で打撲や捻挫をしたときにも応用できるので、とくにけがをした直後に薬を買いに来たお客様にアドバイスをするとよいでしょう。まずは応急処置を優先的に行い、湿布などの外用鎮痛消炎薬は、移動時や睡眠時など応急処置のできないときに活用します。また、下図の②冷却（Ice）は「冷湿布」や冷えピタなどの「冷却シート」では代用できないので、凍傷に注意しながらしっかりと氷水で冷やすよう伝えましょう。

応急処置（RICE処置）

①安静（Rest）：損傷部位を安静にする
②冷却（Ice）：氷嚢などで冷やす
　● 15〜20分冷却したら
　　（患部の感覚がなくなったら）はずし、
　　また痛みが出てきたら冷やす
　● これを繰り返す（1〜3日間）
③圧迫（Compression）：
　テーピングや弾性包帯で軽く圧迫気味に固定する
④挙上（Elevation）：損傷部位を心臓より高く挙げる

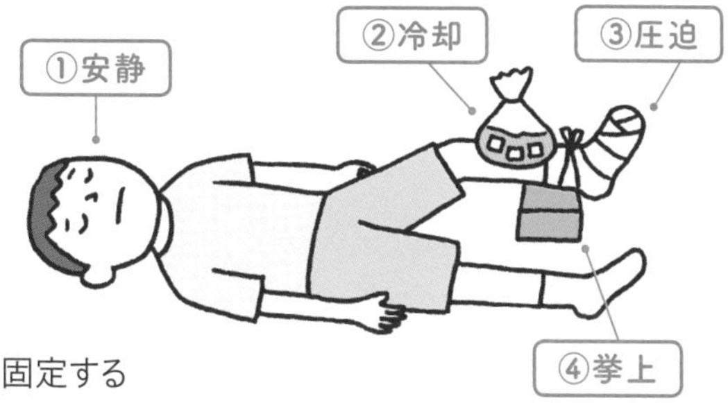

①安静　②冷却　③圧迫　④挙上

公益社団法人 日本整形外科学会のホームページ「スポーツ外傷の応急処置」を参考に作成

内臓の病気の疑いがある

- 腰痛に加えてほかの症状がある場合は注意
- 腰痛に血尿や排尿時痛を伴う場合は
  尿路結石が疑われる
- 腰痛に腹痛や吐き気を伴う場合は
  膵炎が疑われる

腰椎の病気の疑いがある

- 腰痛で日常生活に支障が出ている
- 歩きにくい
- 代表的な腰椎の病気には、
  腰椎椎間板ヘルニアがある

症状が強い

- 患部の痛みや腫れ、熱っぽさが強い
- 安静にしていても患部の痛みが強い

薬を使っても改善しない

- 5～6日間、OTC医薬品を
  使ってもよくならない

主な有効成分とその特徴

分類	成分名	特徴
第一世代 鎮痛消炎薬	サリチル酸メチル、サリチル酸グリコール	● 局所刺激により患部の血行を促し、知覚神経に軽い麻痺を起こすことにより、痛みを和らげる ● 第一世代も広義ではNSAIDsに分類されるが、その作用機序はプロスタグランジン産生抑制作用を主としたものではないため、一般的にNSAIDsとは別で分類されることが多い
第二世代 鎮痛消炎薬 （NSAIDs）	ジクロフェナクナトリウム、ロキソプロフェンナトリウム水和物、フェルビナク、インドメタシン	● 痛みや炎症を起こすプロスタグランジンの産生を抑制する ● 鎮痛効果は、第一世代よりも第二世代のほうが高いとされる
冷感 刺激薬	l-メントール、dl-カンフル、ハッカ油	● 冷感刺激で軽い炎症を起こし、血管拡張による血行促進作用で痛みを和らげる
温感 刺激薬	カプサイシン、ノニル酸ワニリルアミド、ノナン酸バニリルアミド、ニコチン酸ベンジルエステル	● 温感刺激によって血管を拡張し、血行を促進する
抗ヒスタミン薬	クロルフェニラミンマレイン酸塩、ジフェンヒドラミン塩酸塩	● かゆみを鎮める

成分の選び方

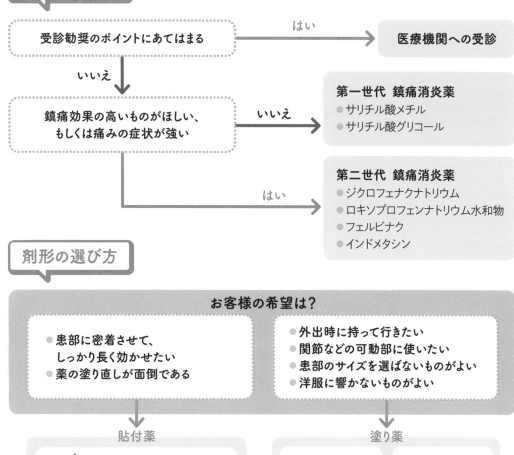

受診勧奨のポイントにあてはまる ──はい──→ 医療機関への受診

↓ いいえ

鎮痛効果の高いものがほしい、もしくは痛みの症状が強い

──いいえ──→
第一世代 鎮痛消炎薬
- サリチル酸メチル
- サリチル酸グリコール

──はい──→
第二世代 鎮痛消炎薬
- ジクロフェナクナトリウム
- ロキソプロフェンナトリウム水和物
- フェルビナク
- インドメタシン

剤形の選び方

お客様の希望は?

- 患部に密着させて、しっかり長く効かせたい
- 薬の塗り直しが面倒である

↓ 貼付薬

- 外出時に持って行きたい
- 関節などの可動部に使いたい
- 患部のサイズを選ばないものがよい
- 洋服に響かないものがよい

↓ 塗り薬

テープ
- 薄くてはがれにくい
- においが少ない
- 運動するときに向いている
- 体の曲線的な部分や関節にも使える

パップ
- 粘着性が低く、テープよりも皮膚刺激が少ない
- 水分を含むので、高齢者の乾燥肌にも向いている
- 貼った瞬間にひんやり感がある

クリーム
- マッサージしながら使える

ゲル
- べとつかず、伸びが良い

液
- 速乾性がある
- 手を汚さず塗れる
- 毛が生えているところにも塗れる
- 皮膚刺激がある

エアゾール
- 広範囲を素早く冷却できる
- スポーツ時にも使いやすい
- 連続使用による凍傷に注意

痛みが強いときに適した薬	➡ 第二世代の鎮痛消炎薬
15歳未満の小児が使える薬	➡ インドメタシン（商品による）、第一世代の鎮痛消炎薬
妊娠中に使える可能性のある薬	➡ 第一世代の鎮痛消炎薬
授乳中の場合	➡ 通常量であれば使用できると考えられるが、添付文書の指示に従う

主な商品

		①ボルタレンEXテープ	②フェイタスZαジクサス	③ロキソニンSテープ	④フェイタスシップ	⑤バンテリンコーワパップS	⑥サロンパス	⑦ロイヒつぼ膏	⑧ハリックス55EX冷感A	⑨ハリックス55EX温感A	⑩ボルタレンACローション	⑪ロキソニンSゲル	⑫フェイタスチックEX	⑬バンテリンコーワ液α	⑭ニューアンメルツヨコヨコA
第二世代鎮痛消炎薬	ジクロフェナクナトリウム	●	●								●				
	ロキソプロフェンナトリウム水和物			●								●			
	フェルビナク				●								●		
	インドメタシン					●									
第一世代鎮痛消炎薬	サリチル酸メチル						●	●							
	サリチル酸グリコール								●	●					●
	冷感刺激薬		●				●		●				●	●	●
	温感刺激薬							●		●					●
ビタミン類	ビタミンE						●		●	●					
	その他						●	●	●	●				●	●

● 商品選びのポイント

冷感・温感の貼付薬の使い分け

　明確な使い分けの基準はありませんので、冷やして気持ちがよければ冷感タイプ、温めて気持ちがよければ温感タイプというように、お客様の好みで選びます。一般的には、冷感タイプは急性の痛みで患部が熱を持っている場合、温感タイプは慢性の痛みで患部がこり固まっている部位や神経痛（ただしOTC医薬品の場合は軽い神経痛のみ）の場合に使うことがあります。「主な商品」の中では、⑧は冷感タイプ、⑨は温感タイプです。

また、「冷感タイプ」「温感タイプ」とは、あくまで「冷感刺激」「温感刺激」があるということであり、貼付薬が氷のように冷えたり、逆に発熱したりするわけではありません。どちらも時間と共に「スースー」もしくは「ジンジン」するような刺激が感じられるものになります。パップ剤も、貼った瞬間はひんやり感がありますが、これも患部を冷やす目的で使うものではありません。つまり、患部を冷やしたいときはアイシング、温めたいときは温熱用具やホッカイロなどを使用し、貼付薬はあくまで「薬としての目的」で使います。

鎮痛効果の高い成分が配合されている商品：①〜⑤、⑩〜⑬

第二世代の鎮痛消炎薬（NSAIDs）が含まれている商品を選びます。ただし、鎮痛効果の感じ方は個人差によるところも大きいため、お客様のご要望をふまえ、成分や剤形、用法・用量などを総合的に判断して選ぶようにしましょう。

子どもにも使える商品：⑥〜⑨、⑬⑭

⑥〜⑨と⑭は年齢制限がありません。⑬は11歳以上の小児は使用可能です。インドメタシンは成分の含量によって適応年齢が異なるため、⑤の貼付薬は15歳未満の小児には使えないことに注意しましょう。

光線過敏症のリスクに注意

光線過敏症とは、光が照射された部分に発疹や発赤などが現れる症状で、医薬品が原因になることがあります。すべての外用NSAIDsで発症する可能性のある副作用ですが、とくにケトプロフェン、ピロキシカム、ジクロフェナクナトリウムにおいて注意が必要です。薬を使用したところに炎症反応が現れて全身に広がることもあり、数ヵ月後に皮膚炎を発症することもあります。薬を使った部分を紫外線にさらさないよう一言お伝えしましょう。

妊娠中・授乳中の外用鎮痛消炎薬の使用

配合薬が多く判断しにくいですが、妊娠中に使用できる可能性のある商品もあります（→152ページ）。授乳中の場合、母乳移行する薬の量はごくわずかなので、いずれの薬も使用できると考えられます。

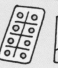

Case 10 目のトラブル

近年、OTCの点眼薬は成分の多さを売りにする傾向がありますが、まずは血管収縮薬が必要かどうかを基準にして考えるとよいでしょう。

主な原因と症状

疲れ目	パソコンなどの作業が原因で起こることが多い。毛様体筋（ピント調節をする筋肉）の緊張により疲労が蓄積した状態
かすみ目	目を酷使し続けることで、ピント調節機能が一時的に低下し、視界がかすんで見える状態
充血	目にゴミが入る、目を強くこするなどの外部からの刺激や結膜炎が原因となり、血管が拡張して目の表面が赤くみえている状態
目のかゆみ	アレルゲンの侵入後に放出されたヒスタミンが原因となり、かゆみや充血が引き起こされる
目の乾き	空気の乾燥やまばたきの回数の減少が原因となり、目の表面の涙の量が減ってしまった状態
結膜炎	細菌やウイルス、アレルギーなどが原因になります。まぶたの裏側と目をつなぐ半透明の膜（結膜）に炎症が起こり、充血や目やに␣などの症状が出る
ものもらい	まぶたにある皮脂腺に細菌が感染して炎症が起こり、腫れや痛みが出る。原因菌の多くは黄色ブドウ球菌で、ストレスなどで体の抵抗力が落ちたときに発症することもある

● 症状聴き取りのポイント

血管収縮薬の使用は慎重に

　血管収縮薬は、充血の症状を改善する目的で、たくさんの点眼薬に配合されています。速効性があり目に見えて効果が実感しやすいため人気があります。しかしこの成分を**使い続けることで、充血が改善されなくなったり、かえって充血がひどくなったりする**ことがあります。「充血には血管収縮薬」といったようにすぐに結びつけることはせずに、まずは充血の原

因を探ってください。たとえば目の充血が感染性結膜炎によるものと考えられる場合、抗菌点眼薬を選びます。

　また、第3類医薬品の点眼薬には血管収縮薬が入っていないので、リスク区分を1つの目安にしてください。

「目の乾き」と「ドライアイ」

　ドライアイは生活習慣や別の病気などが原因となり、涙の量や質が変わってしまう「病気」で、日本国内のドライアイの潜在患者数は2,200万人ともいわれています。ドライアイという言葉は一般の方にも広く浸透していますが、漠然と乾き目の症状を意味しているわけではありません。ドライアイになると、乾き目の症状だけでなく、目の疲れやかゆみ、ゴロゴロするなどさまざまな症状が出て、日常生活に支障が出ることもあります。一時的な乾き目なのか、それともドライアイなのかは、医師でないと判断することができません。また、ドライアイだった場合、眼科医による適切な治療が必要です。**OTCの点眼薬を使っても目の不快感が改善されない場合、漫然と薬を使うことはせずに、一度医師の診察を受けるように**お伝えしましょう。

目の乾きに加えて口の渇きがあるときは病院へ

　主に中年の女性に好発する、シェーグレン症候群という病気があります。シェーグレン症候群は、涙や唾液を作り出す組織に炎症がおきる自己免疫疾患です。症状があり、まだ病院にかかっていない場合は受診を促しましょう。

コンタクトレンズの使用状況について確認する

　ハードコンタクトレンズやソフトコンタクトレンズを使っているかを必ず確認しましょう。最近は、色付きのカラーコンタクトレンズを使っている人もいますが、**カラーコンタクトレンズには使えない点眼薬もあるため、各商品の注意書きを確認する**ようにしてください。

　また、点眼薬は一般的に、容器の中で菌が繁殖しないように、ベンザルコニウム塩化物などの防腐剤が添加されていますが、防腐剤は角膜上皮障害や接触皮膚炎などを引き起こすことがあります。とくにソフトコンタクトレンズは防腐剤の影響を受けやすいため、必要に応じて防腐剤無添加の目薬を選ぶようにします。

結膜炎にもいろいろある

結膜は、白目の表面とまぶたの裏をおおっている薄い膜です。結膜炎になると充血や目やになどの症状が出ますが、ひとくちに結膜炎といってもいろいろなものがあります。色のついたネバネバの目やにが出る場合は細菌性結膜炎の可能性があるので、**症状が軽い場合は抗菌点眼薬を使います**。症状が強いときは、受診勧奨をしてください。

結膜炎の種類

		主な原因	主な症状	主な治療薬
感染性結膜炎	細菌性結膜炎	インフルエンザ菌、肺炎球菌、黄色ブドウ球菌	充血、黄色いネバネバした目やに	抗菌点眼薬
	ウイルス性結膜炎	アデノウイルス	強い充血、涙、乳白色のクリーム状の目やに	なし（細菌による二次感染を防ぐための抗菌点眼薬や抗炎症点眼薬が使われることがある）
アレルギー性結膜炎		花粉などのアレルゲン	かゆみ、涙、充血、白くさらさらした目やに	抗ヒスタミン点眼薬抗アレルギー点眼薬

受診勧奨のポイント

緑内障治療中（➡145ページ）である

- 目の不調が緑内障によるものかどうか判断できないため、受診勧奨を基本とする
- 血管収縮薬によって緑内障が悪化する恐れがあるので注意する

急性緑内障発作の疑いがある

- 目の痛みと頭痛、嘔吐などが急に現れた場合、閉塞隅角緑内障の急性発作の可能性がある
- ほとんどの場合、片眼で起こる
- 対処が遅れると失明の可能性もある

ドライアイの疑いがある

- 目が疲れる、ゴロゴロするなどの目の不快感が、一時的ではなく継続している
- 日常生活で手放せないほど点眼薬を使っている
- 点眼薬で目の不快感が改善されない

物が二重に見える

- 目の病気だけでなく、脳神経の病気も考えられる
- 片目では通常通りだが、両目で見ると二重に見える場合はとくに注意する

主な有効成分とその特徴

分類	成分名	特徴
血管収縮薬	テトラヒドロゾリン塩酸塩、ナファゾリン塩酸塩	血管を収縮させて、結膜の充血を抑える
ピント調節機能改善薬	ネオスチグミンメチル硫酸塩	アセチルコリンの分解を抑えることで毛様体筋の働きを改善する
抗炎症薬	グリチルリチン酸二カリウム	アレルギーを抑え、炎症を和らげる
	イプシロン-アミノカプロン酸	炎症の原因となるプラスミンの産生を抑える
	硫酸亜鉛水和物	目の粘膜と結合して被膜を作る
	アラントイン	抗炎症作用と組織修復作用がある
	プラノプロフェン	炎症の原因となるプロスタグランジンの産生を抑える
抗ヒスタミン薬	クロルフェニラミンマレイン酸塩	かゆみの原因物質であるヒスタミンをブロックする
抗アレルギー薬	クロモグリク酸ナトリウム、アシタザノラスト水和物	肥満細胞を安定化し、アレルギー原因物質の放出を抑える
アミノ酸類	コンドロイチン硫酸エステルナトリウム	角膜の乾燥を防ぎ、傷ついた角膜を修復する
	タウリン	目の細胞の新陳代謝を促す
	L-アスパラギン酸カリウム	瞳に酸素を取りこむのを助ける
ビタミン類	ビタミンA	涙の安定化を助ける
	天然型ビタミンE	末梢血管の血流を改善する
	ビタミンB2	角膜の組織代謝を促す
	ビタミンB12	毛様体筋の働きを活発にし、疲れ目を改善する
無機塩類	塩化ナトリウム、塩化カリウム	涙の成分の補給

点眼薬の使い方

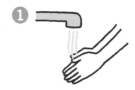

❶ 手を流水とせっけんできれいに洗います。

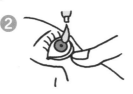

❷ 下まぶたを下にひき、容器の先がまぶたやまつ毛に触れないようにしながら、1滴を確実に点眼します。

❸ 点眼後は、薬が鼻や口に流れないよう、まばたきせずにしばらくまぶたを閉じるか、目頭を軽く押さえます。

目薬の使用期限の目安（開封後）は2〜3ヵ月です。

成分の選び方

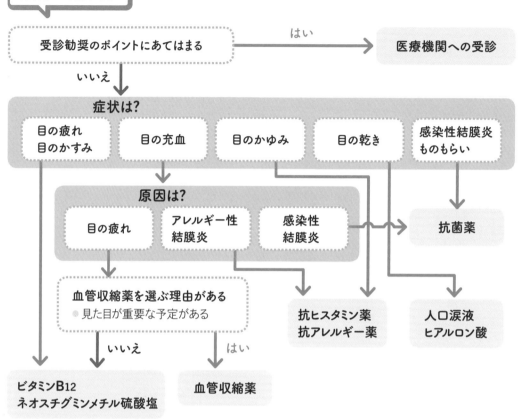

受診勧奨のポイントにあてはまる　　はい　→　医療機関への受診

いいえ

症状は?

| 目の疲れ 目のかすみ | 目の充血 | 目のかゆみ | 目の乾き | 感染性結膜炎 ものもらい |

原因は?

| 目の疲れ | アレルギー性 結膜炎 | 感染性 結膜炎 |

→ 抗菌薬

血管収縮薬を選ぶ理由がある
● 見た目が重要な予定がある

いいえ　　　　はい

ビタミンB12 ネオスチグミンメチル硫酸塩

血管収縮薬

抗ヒスタミン薬 抗アレルギー薬

人口涙液 ヒアルロン酸

よくある要望を押さえよう

目の疲れ、かすみに適した薬	→ ビタミンB12、ネオスチグミンメチル硫酸塩
かゆみがあるときに適した薬	→ 抗ヒスタミン薬、抗アレルギー薬
目の乾きに適した薬	→ 人口涙液、ヒアルロン酸
ものもらいに適した薬	→ 抗菌薬
普段使いする目薬を探している場合	→ 血管収縮薬の入っていない点眼薬を選ぶ
妊娠中・授乳中の場合	→ 通常量であれば使用できると考えられるが、添付文書では禁止されているものもあるので、商品ごとに確認する

主な商品

	清涼感	① サンテFXネオ	② サンテメディカル12	③ アイリス50	④ ロートビタ40α	⑤ ソフトサンティアひとみストレッチ	⑥ ロート養潤水α	⑦ マイティアアイテクトアルピタットN	⑧ ロートアルガードコンタクトa	⑨ ソフトサンティア	⑩ ロートCキューブm	⑪ 抗菌アイリス使いきり	⑫ ロート抗菌目薬EX
	清涼感	強	中	弱	中	無	弱	無	強	無	無	無	無
	使用可能なコンタクトレンズ	H	H	H	H	HS	H	×	HS	HSC	HSC	H	H
血管収縮薬	テトラヒドロゾリン塩酸塩	●	●										
ピント調節機能改善薬	ネオスチグミンメチル硫酸塩	●	●	●	●	●							
抗炎症薬	グリチルリチン酸二カリウム		●									●	●
	イプシロン-アミノカプロン酸	●	●									●	
	硫酸亜鉛水和物		●										
	プラノプロフェン							●					
アミノ酸類	コンドロイチン硫酸エステルナトリウム		●	●	●		●		●		●		
	アミノエチルスルホン酸（タウリン）	●	●	●			●						
	L-アスパラギン酸カリウム	●			●								
ビタミン類	酢酸d-α-トコフェロール（VE）				●		●						●
	FAD（VB2）			●									
	パンテノール（VB5）		●										
	ピリドキシン塩酸塩（VB6）		●		●	●			●			●	
	シアノコバラミン（VB12）		●	●		●							
抗ヒスタミン薬	クロルフェニラミンマレイン酸塩	●			●			●	●				●
抗アレルギー薬	クロモグリク酸ナトリウム							●					
無機塩類	塩化ナトリウム、塩化カリウム等									●	●		
粘稠剤	ヒプロメロース										●		
抗菌薬	スルファメトキサゾール											●	●

H：ハードコンタクトレンズ　S：ソフトコンタクトレンズ　C：カラーコンタクトレンズ

● 商品選びのポイント

血管収縮薬入りの点眼薬：①②

　血管収縮薬を長期連用すると以前よりひどく充血してしまうことがあるため、短期間の使用に限ります。たとえば、講演会などで人前に立たなくてはならない予定がある、大事な撮影がある、外せないデートがあるなど、充血を隠したほうがよい場面では有用な場合もあります。いずれにしても、期間を限って使用することをお伝えするようにしましょう。

疲れ目、かすみ目に使える商品：②③④⑤

　シアノコバラミン（ビタミンB12）は医療用医薬品でも眼精疲労に使われている成分で、③と⑤に含まれています。③はさらに角膜の修復を促すビタミンB2が含まれているので、目のチクチク感や涙目の症状があるときにも使うことができます。⑤は比較的シンプルな成分配合で、ソフトコンタクトレンズを使用している人にもおすすめすることができます。ビタミンB12は②にも含まれていますが、血管収縮薬も含まれているため注意が必要です。

　④はコストパフォーマンスに優れており、人気の点眼薬です。ピント調節機能を持つネオスチグミンメチル硫酸塩や、角膜を保護するコンドロイチン硫酸エステルナトリウムなどが含まれています。

乾き目に使える商品：⑨⑩

　人口涙液の点眼薬を選びます。また、一覧表には記載していませんが、ヒアレインSという「ヒアルロン酸ナトリウム」が主成分で要指導医薬品の点眼薬が2020年に発売され、こちらも目の乾きに使うことができます。注意点として、**ヒアルロン酸ナトリウムはドライアイの代表的な治療薬ですが、ヒアレインSは「医師によりドライアイと診断されている場合」は使用できません。**これは、ドライアイは医師による診断と治療を優先すべきであり、その機会を失わないようにするための措置のようです。

　しかしながらすでに「ドライアイ」と名前のついた商品も存在しており（「新なみだロートドライアイ」など）、ドライアイに対する業界の認識が統一されていない印象があります。

ソフトコンタクトレンズでも使える点眼薬：⑤⑧⑨⑩

　⑧はコンタクト用で訴求している商品ですが、成分がシンプルなことと、価格が安いため、

裸眼の人にもおすすめです。裸眼の人向けの「ロートアルガード」はテトラヒドロゾリン塩酸塩が配合されているため、血管収縮薬の必要性がなければ⑧のほうがよいでしょう。

清涼感の好みを確認する

多くの点眼薬では、清涼感のレベルがパッケージに書いてあるため、どのくらいの清涼感なのかが一目でわかるようになっています。また、主成分はまったく同じでありながら、清涼感の違いによりクールタイプとマイルドタイプの2種類を展開していることもあります。通常、お客様の好みで選んでもらいますが、**清涼感のあるものは目が炎症を起こしているとしみることもあります**ので、注意が必要です。

結膜下出血への対応

結膜下の小さい血管が破れて出血し、白目がべったりと赤く染まります。このような症状に初めて遭遇したときは驚くかもしれませんが、通常10日前後で自然に治るので、とくに薬は必要ありません。ただし、目に外傷を受けた場合や、痛みなどのほかの症状がある場合は医療機関への受診を促します。

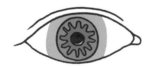

結膜下出血

結膜下の小さい血管が破れて出血したことにより、結膜（白目の部分）が真っ赤に染まる

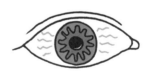

結膜充血

結膜の血管が拡張することによって起こる

妊娠中・授乳中の目薬の使用

適正使用であれば問題ないと考えられますが、添付文書の注意事項を確認するようにしましょう。妊娠中・授乳中に禁忌となっている成分として、プラノプロフェンがあります。

Case 11 漢方薬

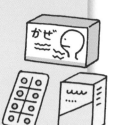

最近は一般の方からの漢方薬の需要も高まっています。詳しくなれば、お客様やほかのスタッフから相談される機会も増えることでしょう。

● 証としばり

　漢方薬には、その人の体質や体力などの個人差を表す「証」という独特の概念があります。代表的な「証」は、**虚実や寒熱、気・血・水、陰陽、表裏**で、最初に覚えたいものは虚実（虚実）です。漢方薬は副作用がなく体に優しいイメージを持つ人もいますが、「証」が合わなければ、効果が現れにくいだけでなく、副作用が起こることもあります。**なお、一般用漢方薬の場合、「証」の概念をわかりやすく書き換えた「しばり」が用いられています。**

5段階の体力表現

　体力のしばりには、5段階の表現があります。

段階	証	しばり	意味
5	実の病態	体力充実して	体ががっしりしている、胃腸が丈夫である
4	比較的実の病態	比較的体力がある	5と3の中間である
3	虚実の尺度で中間の病態	体力中等度	通常の生活をするのに差しさわりのないくらいの体力である
2	やや虚の病態	やや虚弱で	3と1の中間である
1	虚の病態	体力虚弱で	病気への抵抗力が低い、胃腸が弱い、冷えやすい

　このほかにも体力のしばり表現があります。上記の段階でいうと、「体力にかかわらず」は1～5、「体力中等度以上」は3以上、「体力中等度以下」は3以下にあてはまります。
　体格や体力をもとに適切な漢方薬を選んでいきますが、証が判断できない場合、「体力はあるほうですか？」などとお客様に確認するようにしましょう。

心身の健康を保つ気・血・水

　漢方医学では、気・血・水と呼ばれる3要素が体内をバランスよく巡ることで、健康が保たれていると考えます。気は生命エネルギー、血は血液と、血液で運ばれる栄養素、水は血

液以外の体液を示します。気・血・水の流れの滞りや、量の不足などの異常がないかを見極めることで、適切な漢方薬を選んでいきます。

気の不調

【気虚】気の量の不足
無気力、疲労感、
食欲不振、下痢

【気滞・気うつ】気の停滞
抑うつ、頭重感、
のどのつかえ感、腹部膨満感

【気逆】気の逆流
のぼせ、顔面紅潮、動悸、発汗

血の不調

【血虚】血の量の不足
貧血、皮膚の乾燥、爪の異常、
脱毛、血行不良、月経異常

【瘀血（おけつ）】血の停滞
顔・目のまわりの皮膚の色が
悪い、唇や舌の色が悪い、
お腹の圧痛、皮下の内出血、
月経異常、痔

水の不調

【水毒・水滞】水の停滞
頭痛、むくみ、めまい、
水のような鼻水、
水のような下痢、排尿異常

押さえておきたい漢方薬20選

※1：商品例は漢方名以外の商品を記載。
※2：マ … マオウ、カ … カンゾウ、
　　　ダ … ダイオウがそれぞれ含まれるもの。

主な症状	漢方薬（商品例）	効能・効果	使用上の注意
風邪	葛根湯（かっこんとう）（カコナール）※1　マ カ※2	体力中等度以上のものの次の諸症：感冒の初期（汗をかいていないもの）、鼻かぜ、鼻炎、頭痛、肩こり、筋肉痛、手や肩の痛み	●不向きな人：体の虚弱な人、胃腸の弱い人、発汗傾向の著しい人 ●まれに生じる重篤な副作用：肝機能障害
	麻黄湯（まおうとう）　マ カ	体力充実して、風邪のひきはじめで、さむけがして発熱、頭痛があり、咳が出て身体のふしぶしが痛く汗が出ていないものの次の諸症：感冒、鼻かぜ、気管支炎、鼻づまり	●不向きな人：胃腸の弱い人、発汗傾向の著しい人 ●漢方処方製剤としての麻黄湯では、マオウの含有量が多くなるため、体の虚弱な人は使用を避ける必要がある
	桂枝湯（けいしとう）　カ	体力虚弱で、汗が出るものの次の症状：かぜの初期	●連用は避ける
	小青竜湯（しょうせいりゅうとう）　マ カ	体力中等度またはやや虚弱で、うすい水様の痰を伴う咳や鼻水が出るものの次の諸症：気管支炎、気管支喘息、鼻炎、アレルギー性鼻炎、むくみ、感冒、花粉症	●不向きな人：体の虚弱な人、胃腸の弱い人、発汗傾向の著しい人 ●まれに生じる重篤な副作用：肝機能障害、間質性肺炎

137

主な症状	漢方薬（商品例）	効能・効果	使用上の注意
風邪	麦門冬湯（パブロン50錠※1）カ	体力中等度以下で、痰が切れにくく、ときに強く咳こみ、又は咽頭の乾燥感があるものの次の諸症：からぜき、気管支炎、気管支喘息、咽頭炎、しわがれ声	●不向きな人：水様痰の多い人 ●まれに生じる重篤な副作用：間質性肺炎、肝機能障害
	柴胡桂枝湯 カ	体力中等度又はやや虚弱で、多くは腹痛を伴い、ときに微熱・寒気・頭痛・吐き気などのあるものの次の諸症：胃腸炎、かぜの中期から後期の症状	●まれに生じる重篤な副作用：間質性肺炎、肝機能障害 ●そのほかの副作用：膀胱炎様症状
	補中益気湯 カ	体力虚弱で、元気がなく、胃腸の働きが衰えて、疲れやすいものの次の諸症：虚弱体質、疲労倦怠、病後・術後の衰弱、食欲不振、ねあせ、感冒	●まれに生じる重篤な副作用：間質性肺炎、肝機能障害
鼻炎	辛夷清肺湯（チクナインa）	体力中等度以上で、濃い鼻汁が出て、ときに熱感を伴うものの次の諸症：鼻づまり、慢性鼻炎、蓄膿症（副鼻腔炎）	●不向きな人：体の虚弱な人、胃腸虚弱で冷え症の人 ●まれに生じる重篤な副作用：肝機能障害、間質性肺炎、腸間膜静脈硬化症
痛み	芍薬甘草湯（コムレケアa）カ	体力に関わらず使用でき、筋肉の急激なけいれんを伴う痛みのあるものの次の諸症：こむらがえり、筋肉のけいれん、腹痛、腰痛	●連用は避ける ●まれに生じる重篤な副作用：肝機能障害、間質性肺炎、うっ血性心不全、心室頻拍 ●使用できない人：心臓病の人
	五苓散（アルピタン、テイラック、キアガード）	体力に関わらず使用でき、のどが渇いて尿量が少ないもので、めまい、吐き気、嘔吐、腹痛、頭痛、むくみなどのいずれかを伴う次の諸症：水様性下痢、急性胃腸炎（しぶり腹のものには使用しないこと）、暑気あたり、頭痛、むくみ、二日酔	
	呉茱萸湯	体力中等度以下で、手足が冷えて肩がこり、ときにみぞおちが膨満するものの次の諸症：頭痛、頭痛に伴う吐き気・嘔吐、しゃっくり	
胃のトラブル	安中散（大正漢方胃腸薬※2）カ	体力中等度以下で、腹部は力がなくて、胃痛又は腹痛があって、ときに胸やけや、げっぷ、胃もたれ、食欲不振、吐き気、嘔吐などを伴うものの次の諸症：神経性胃炎、慢性胃炎、胃腸虚弱	

※1 麦門冬湯＋アセトアミノフェンなどの配合薬。　※2 安中散＋芍薬甘草湯。

主な症状	漢方薬（商品例）	効能・効果	使用上の注意
排尿トラブル	猪苓湯 ちょれいとう	体力に関わらず使用でき、排尿異常があり、ときに口が渇くものの次の諸症：排尿困難、排尿痛、残尿感、頻尿、むくみ	
	五淋散 ごりんさん （ボーコレン） カ	体力中等度のものの次の諸症：排尿痛、残尿感、頻尿、尿のにごり	●不向きな人：胃腸が弱く下痢しやすい ●まれに生じる重篤な副作用：間質性肺炎、腸間膜静脈硬化症
	八味地黄丸 はちみじおうがん （ハルンケア顆粒）	体力中等度以下で、疲れやすくて、四肢が冷えやすく、尿量減少または多尿で、ときに口渇があるものの次の諸症：下肢痛、腰痛、しびれ、高齢者のかすみ目、かゆみ、排尿困難、残尿感、夜間尿、頻尿、むくみ、高血圧に伴う随伴症状の改善（肩こり、頭重、耳鳴り）、軽い尿漏れ	●使用できない人：胃腸の弱い人、下痢しやすい人 ●不向きな人：のぼせが強く赤ら顔で体力の充実している人
ストレスによる不調	半夏厚朴湯 はんげこうぼくとう （ストレージタイプH）	体力中等度をめやすとして、気分がふさいで、咽喉・食道部に異物感があり、ときに動悸、めまい、嘔気などを伴う次の諸症：不安神経症、神経性胃炎、つわり、せき、しわがれ声、のどのつかえ感	
	加味逍遙散 かみしょうようさん （メグリビa）※3 カ	体力中等度以下で、のぼせ感があり、肩がこり、疲れやすく、精神不安やいらだちなどの精神神経症状、ときに便秘の傾向のあるものの次の諸症：冷え症、虚弱体質、月経不順、月経困難、更年期障害、血の道症、不眠症	●不向きな人：胃腸の弱い人 ●まれに生じる重篤な副作用：肝機能障害、腸間膜静脈硬化症
女性の症状	当帰芍薬散 とうきしゃくやくさん （ナリピタン 当帰芍薬散錠）	体力虚弱で、冷え症で貧血の傾向があり疲労しやすく、ときに下腹部痛、頭重、めまい、肩こり、耳鳴り、動悸などを訴えるものの次の諸症：月経不順、月経異常、月経痛、更年期障害、産前産後あるいは流産による障害（貧血、疲労倦怠、めまい、むくみ）、めまい・立ちくらみ、頭重、肩こり、腰痛、足腰の冷え症、しもやけ、むくみ、しみ、耳鳴り	●不向きな人：胃腸の弱い人
	桂枝茯苓丸 けいしぶくりょうがん	比較的体力があり、ときに下腹部痛、肩こり、頭重、めまい、のぼせて足冷えなどを訴えるものの次の諸症：月経不順、月経異常、月経痛、更年期障害、血の道症、肩こり、めまい、頭重、打ち身（打撲症）、しもやけ、しみ、湿疹・皮膚炎、にきび	●不向きな人：体の虚弱な人 ●まれに生じる重篤な副作用：肝機能障害

※3 加味逍遙散＋四物湯。

肥満	防風通聖散（ナイシトールZ、コッコアポEX錠） カマダ	体力充実して、腹部に皮下脂肪が多く、便秘がちなものの次の諸症：高血圧や肥満に伴う動悸・肩こり・のぼせ・むくみ・便秘、蓄膿症（副鼻腔炎）、湿疹・皮膚炎、ふきでもの（にきび）、肥満症	● 不向きな人：体の虚弱な人、胃腸が弱く下痢しやすい人、発汗傾向の著しい人 ● まれに生じる重篤な副作用：肝機能障害、間質性肺炎、腸間膜静脈硬化症

● 風邪に使用される漢方薬

風邪の進行段階と症状によって使い分けます。

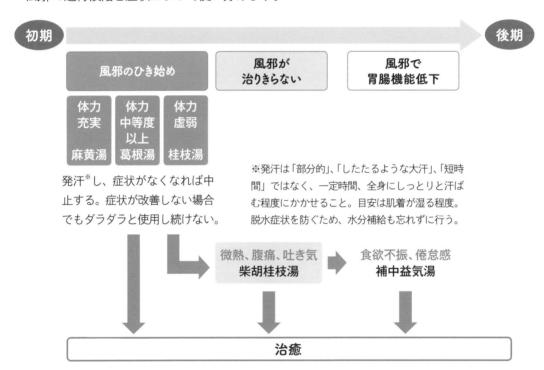

「何でもかんでも葛根湯」に注意

葛根湯、麻黄湯、桂枝湯は風邪の初期に用いられ、使う人の体力の目安がそれぞれ異なります。「風邪＝葛根湯」と考える人もいますが、漢方薬は使う人の体力や体質、飲むタイミングや季節を考慮する必要があります。さらに高血圧や心臓病のある人では、とくにマオウが含まれた薬には注意が必要です。

また、医療用漢方薬としては存在しない、銀翹散という薬があります。葛根湯や麻黄湯

がゾクゾクと寒気がする「寒い風邪」に使われるのに対し、銀翹散はのどの腫れや痛み、ほてりや熱のある「熱い風邪」に使われます。お湯で溶いてうがいをしながら飲むとより効果的です。

小青竜湯と麦門冬湯

　小青竜湯と麦門冬湯は一般的に症状によって使い分けますが、風邪症状に用いることもできます。小青竜湯は、冷えによって体内の水分が停滞したために起こる水様の痰や鼻水、咳に対して用い、温めることで水分代謝を促します。麦門冬湯は肺を潤す作用があり、痰があまり出ない乾いた咳やのどの乾燥感のあるときに用いられます。また、体の水分が不足している高齢者、発熱後・病後で体力が落ちている人の乾いた咳に使うこともできます。

● 痛みに使われる漢方薬

こむらがえりに用いられる芍薬甘草湯

　芍薬甘草湯は芍薬と甘草の2種類の生薬のみで構成されており、こむらがえりによく使われます。一般的に漢方薬は即効性がないと思われがちですが、芍薬甘草湯は数分で効き目を現すといわれています。カンゾウの含有量が多く、副作用として偽アルドステロン症を生じることがありますので、長期連用は避け、頓服で使うようにアドバイスをしましょう。

水滞を改善する五苓散

　五苓散は余分な水を体外に出して、むくみや頭痛、めまい、下痢などを改善します。五苓散を用いた商品はさまざまな訴求の仕方で販売されています。たとえばアルピタンは「アルコールなどによる頭痛」、テイラックやキアガードは「低気圧などが原因で生じる不調」への効果を売りにしています。**どちらも五苓散であるため、いずれかが品切れを起こしたときは、代替品として販売することも可能**です。ただし、同じ漢方薬が使われていることに驚かれるお客様もいらっしゃいます。丁寧な説明を心がけましょう。

冷え性の人の片頭痛に有効な呉茱萸湯

　呉茱萸湯は、片頭痛の漢方治療では代表的なお薬です。お腹を温めて気・血の流れを調整し、冷えを取り除くことで、反復性に生じる頭痛や片頭痛、頭痛に伴う吐き気を鎮めます。体

力が低下し、手足が冷えている人に向いており、解熱鎮痛薬を使えない人にも使用することができます。ただし**非常に苦い漢方薬**なので、きちんと服用していただくためにも、証の見極めが大切です。

● 胃のトラブルに使う漢方薬

やせ形で体力が低下した人の胃炎に用いられる安中散
「○○漢方胃腸薬」という言葉の付く商品は、ほとんどが安中散を基本につくられています。**胃酸を抑える作用があるので、胃痛や胸焼けに使うことができます。**また神経質な人に向いているとされており、ストレスによって引き起こされた胃の不快感にも用いられます。

● ストレスによる不調に使う漢方薬

ふさがった気分を開く半夏厚朴湯
　半夏厚朴湯は「梅核気（梅の種が引っかかっているようなのどのつかえ感）」と呼ばれる気滞の病態のあるときに用いられ、動悸、めまい、不安感、その他、上腹部の気滞による吐き気や食欲不振などの消化器症状に使われることもあります。またつわりに処方されることもあり、一般用漢方薬でも適応があります。つわりでは、ほかに小半夏加茯苓湯も有名です。つわりは医療機関への受診が原則ですが、妊婦さんは服用できる薬の存在を知るだけで安心される方もいます。ぜひ覚えておきましょう。

心身の不調を幅広くカバーできる加味逍遙散
　「逍遙」には「あちこちをぶらぶら歩く」という意味がありますが、加味逍遙散は次々に移り変わる症状に使われる漢方薬です。**体力があまりない人の、頭痛やめまい、発作性の熱感や発汗、イライラや精神不安などの不定愁訴**に用いられます。

● 女性の症状に使う漢方薬

更年期症状・不定愁訴への対応
　更年期とは閉経前の５年間と閉経後の５年間とを併せた10年間のことであり、一般的に45

～55歳頃の間を指します。女性ホルモン（エストロゲン）が徐々に低下していくにつれ、ほてりやのぼせ、イライラ感など心身にさまざまな不調が現れることがあり、これを更年期症状もしくは不定愁訴といいます。**不定愁訴とは、漠然とした体調不良を訴えるものの、検査をしても原因がわからない状態のこと**です。さらに、更年期症状が重く、日常生活に支障を来す状態を「更年期障害」と呼んでいます。これらの症状の改善には、ホルモン補充療法や、漢方薬、向精神薬が使われることもあります。病院を受診する前にまずはドラッグストアで相談したいという方もいますので、ぜひ対応できるようにしておきましょう。

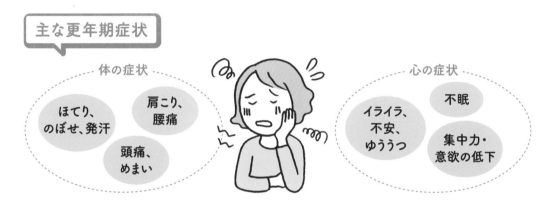

主な更年期症状

体の症状
- ほてり、のぼせ、発汗
- 肩こり、腰痛
- 頭痛、めまい

心の症状
- イライラ、不安、ゆううつ
- 不眠
- 集中力・意欲の低下

冷えをともなう体力のない人に向く当帰芍薬散

当帰芍薬散は血の不足を補って体を温める漢方薬で、更年期障害だけでなく月経異常や自律神経失調症など、さまざまな症状に用いられます。**体力がなく、冷えやめまい、貧血などの症状が強い場合**に適します。

瘀血を改善する桂枝茯苓丸

気や血のめぐりが悪くなって滞ることで、上半身がのぼせて顔がほてるのに、下半身が冷える状態になることがあります。桂枝茯苓丸はこのような人に向く薬で、月経異常や更年期障害に用いられます。

「命の母」の選択肢も

「命の母」は3大婦人薬（当帰芍薬散、加味逍遙散、桂枝茯苓丸）の構成生薬を基本として、幅広い人に適応できるように配合生薬を足し引きしてつくられた商品です。**証を選ばず使いやすく、有名な商品**なので、漢方薬に不慣れなお客様に安心していただけることもあります。

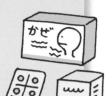

Case 12 持病がある

持病があるお客様への接客には幅広い知識が求められます。1人で判断するのが難しい場合は、ほかのスタッフと協力して対応しましょう。

● 受診勧奨の「質」を高める

お客様に持病がある場合、医療機関への受診をすすめるケースも多く出てきますので、物足りない気持ちになることもあるでしょう。

しかし、ただ単にOTC医薬品では対応できないことをお伝えするのと、受診による利点などプラスアルファの情報を一緒にお伝えするのとでは、大きな違いがあります。結果として受診推奨をすることになるとしても、その「質」を高めることで、お客様に「あなたと話せてよかった」と思っていただけたり、次回の来店につなげたりすることも可能ですよ。

参考

2-5　受診勧奨（→47ページ）

4-1　Q. 医療用医薬品を飲んでいるお客様への対応（→151ページ）

4-3　Q. 薬剤師さんにバトンタッチしてもよいのかどうか悩んでしまいます（→178ページ）

● 高齢者への薬の案内は慎重に

高齢者は一般的に生理機能が低下しており、持病を抱えていることも多くあります。また、本人に自覚がないまま病気が進行していることも多いので、たとえ**健康にみえる人であってもできるだけリスクの低い薬を選ぶ**ように心がけましょう。

聞かれることの多い持病について次ページでまとめましたので、確認しておきましょう。

覚えておきたいよくある持病の基礎知識

病名	概要	主な原因	放置すると生じる病気や障害	使用上の注意に記載のある主な成分
高血圧	● 血圧が高くなることで血管に負担がかかり、動脈硬化が進む病気 ● 医療機関では、収縮期血圧が140mmHg以上、または拡張期血圧が90mmHg以上のときに高血圧と診断される	日本人の場合、食塩のとりすぎが最大の原因とされる	脳卒中、心臓病、腎臓病を引き起こすことがある	してはいけないこと： プソイドエフェドリン塩酸塩 相談すること： 鼻炎用点鼻薬、メチルエフェドリン塩酸塩などのアドレナリン作動成分、マオウ、グリチルリチン酸、カンゾウ
糖尿病	● インスリンが十分に働かないために血糖が増え、毛細血管に障害が起こる病気 ● 糖尿病のうち、最も多いタイプは2型糖尿病である	1型糖尿病は自己免疫、2型糖尿病は遺伝と生活習慣が主な原因とされる	3大合併症（網膜症、腎症、神経障害）を引き起こし、失明や透析につながる恐れもある	してはいけないこと： プソイドエフェドリン塩酸塩 相談すること： 鼻炎用点鼻薬、メチルエフェドリン塩酸塩などのアドレナリン作動成分、マオウ
緑内障	● 視神経に障害が起こり、視野が狭くなる病気 ● 緑内障には房水の出口（隅角）が広いタイプの「開放隅角」と狭いタイプの「閉塞隅角」がある ● とくに閉塞隅角緑内障の場合、禁忌の成分に注意する（➡81ページ）	房水の産生と排出のバランスが崩れ、眼圧が上昇してしまうことが主な原因とされる	失明につながる恐れがある	相談すること： 眼科用薬、プソイドエフェドリン塩酸塩、ナファゾリン塩酸塩、テトラヒドロゾリン塩酸塩、抗コリン成分、ロートエキス、第一世代の抗ヒスタミン成分、メキタジン
前立腺肥大症	● 前立腺が肥大して尿道を圧迫し排尿障害を起こす、男性の病気 ● 程度の差はあるが、高齢の男性ではほぼ全員が発症する	加齢が主な原因とされる	尿閉（尿がまったく出ないこと）を引き起こすことがある	してはいけないこと： プソイドエフェドリン塩酸塩 相談すること： マオウ、抗コリン成分、ロートエキス、第一世代の抗ヒスタミン成分、メキタジン

3章

薬の選び方

● 自分のレベルに合わせた対応をしよう

　持病があるお客様に対応するには幅広い知識が必要ですので、自分の成長のレベルに合わせて対応を変えていくとよいでしょう。対応の目安となる例を挙げますので、ぜひ参考にしてください。

登録販売者として働き始めてから1年目の対応

　添付文書の「してはいけないこと」「相談すること」を確認し、どちらにもお客様の持病に関する記載がない商品を選びます。

登録販売者として働き始めてから2年目の対応

　添付文書の扱いに慣れたら、今度は徐々にお客様個人の背景に合わせた判断をできるようにしていきましょう。具体的には、「相談すること」に記載されている事項をお客様ごとに判断します。メーカーホームページの情報や問い合わせも積極的に活用し、少しずつ知識を増やしていきましょう。また、適切な受診勧奨ができるように自己学習を進めてください。登録販売者向けの外部研修（➡192ページ）も積極的に活用しましょう。

> **参考**
>
> 2-5　受診勧奨（➡47ページ）
> 4-3　Q. わからないことを聞かれたときは？（➡177ページ）
> 　　　Q. 添付文書の「相談すること」に書いてあることを相談されるのがこわいです（➡179ページ）
> 4-4　Q. 1人で店頭に立たされて相談する人がいないんです（➡183ページ）

登録販売者として働き始めてから3年目以降の対応

　添付文書に書いていない知識を身につけて、お客様にプラスアルファの情報提供を行いましょう。添付文書は情報提供の基礎となるものですが、それだけでは適切な薬を選べないケースもあります。とくにOTC医薬品の添付文書は、一般の方向けの説明書なので、記載内容もごく限られています。たとえば本来は禁忌の病気が禁忌になっていなかったり、逆に問題ないと考えられる病気が禁忌になっていたりすることもあります。このような不足している情報の穴埋めこそが、専門家としての真の価値といえるかもしれません。しかしながら、**添**

付文書の内容には従う必要がありますので、それを前提とした上で、自分が持っている信頼性の高い情報をお伝えするようにしましょう。

参考

4-1　Q. 妊婦さん・授乳婦さんへの対応（➡152ページ）

● お客様対応のポイント

持病が複数ある可能性も

　たとえば高血圧の人は、脂質異常症や心臓病などのほかの病気を抱えており、薬も複数飲んでいることがあります。このことから、現在服用中の薬を確認するときは、おくすり手帳を見せていただいたほうが確実です。もし持参する習慣がない場合は、「OTC医薬品を選ぶときにも使用するので次回から持ってきてください」と伝えましょう。

「してはいけないこと」に書かれている成分を覚えておこう

　添付文書で最も注意したいことは、「してはいけないこと」に書かれている内容です。

「してはいけないこと」に書かれている持病と成分の例

病名・状態	主な成分・薬効群
心臓病	プソイドエフェドリン塩酸塩 、芍薬甘草湯、カフェインを含む成分を主薬とする眠気防止薬
胃潰瘍	カフェインを含む成分を主薬とする眠気防止薬
高血圧	プソイドエフェドリン塩酸塩
甲状腺機能障害	プソイドエフェドリン塩酸塩
糖尿病	プソイドエフェドリン塩酸塩
アスピリン喘息	NSAIDs、アセトアミノフェン
喘息	NSAIDs配合の外用鎮痛消炎薬
前立腺肥大による排尿困難	プソイドエフェドリン塩酸塩
透析療法を受けている人	アルミニウムを含む成分が配合された胃腸薬や胃腸鎮痛痙薬

配合薬を避ける

　商品に含まれている成分が多ければ多いほど、考えなくてはならない項目が増えていくので、できるだけ配合薬を避けます。とくに風邪薬にはリスクの高い成分が複数含まれていることが多いため、注意が必要です。このような場合、熱や頭痛には解熱鎮痛薬というようにまずは個別の症状で対応できないかを考えましょう。

持病のある人が使える可能性のある総合感冒薬

　どうしても風邪薬がよいというご希望がある場合に、おすすめできる可能性のある薬をピックアップしました。

「使用上の注意」に高血圧、糖尿病に関する記載がない商品

- パブロンSゴールドW（微粒・錠）
- パブロン50錠
- ストナファミリー
- パイロンPL（顆粒・錠）
- パイロンPL錠ゴールド

「使用上の注意」に緑内障、前立腺肥大症に関する記載がない商品

- パブロン50錠
- 改源かぜカプセル
- 改源錠

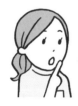

服用できると判断した商品だとしても、持病のあるお客様に薬を販売するのはやっぱり少し不安です……。

そうよね、そういうときは薬を使うことによるリスクを少しでも下げる方法がないかを考えるといいわよ。たとえば、2〜3日の短期間に限って使ってもらうとか、困ったことがあればまた相談してくださいと伝えるのもいいわね。

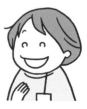

第4章 ここが知りたい！新人登録販売者の疑問

第4章は登録販売者からのよくある質問をまとめたもので、問題解決のためのアイディアを記載しています。私も日々いろいろな質問を受けますが、一通り話を聞いた上で、職場への相談を提案することが多くあります。なぜなら個人的な仕事の悩みは職場全体の悩みであることも多く、その場合、解決のためにお店全体を巻き込む必要があるからです。また、職場に悩みを打ち明けてみると、すでに対応策があり、心配事が杞憂に終わることもあります。

職場の人に相談する

たとえば、持病のあるお客様や医療用医薬品を服用中のお客様への対応は、よく聞かれる質問の1つです。この場合も、店長など信頼できる上司や同僚への相談をすすめていますが、気概のある店長であれば、すぐに解決に向けて対応してくれるでしょう。もし対応してもらえないのであれば、一番リスクが低いと考えられるお客様対応を自分で決める必要があります。そのときにはきっとこの本が役に立つと思います。また、相談された側に問題を解決したい気持ちがあっても、解決策が浮かばなければ、問題が放置されてしまうこともあります。そのようなときは、自分から具体的なアイディアを持って行くとよいですよ。

問題を放置しない

店舗に立つと次々に問題が生じて大変ですが、「問題を放置しないこと」が何より大切です。放置してしまうと、またいつか同じことで自分が思い悩むことになります。未来の自分を守るためにも、今ある心配事に対して自分なりの答えを出しておきましょう。

お客様への対応

登録販売者が最も悩むのは医療用医薬品に関する問い合わせでしょう。
ほかにもさまざまな事情を抱えたお客様の対応について確認しましょう。

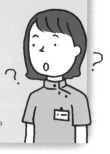

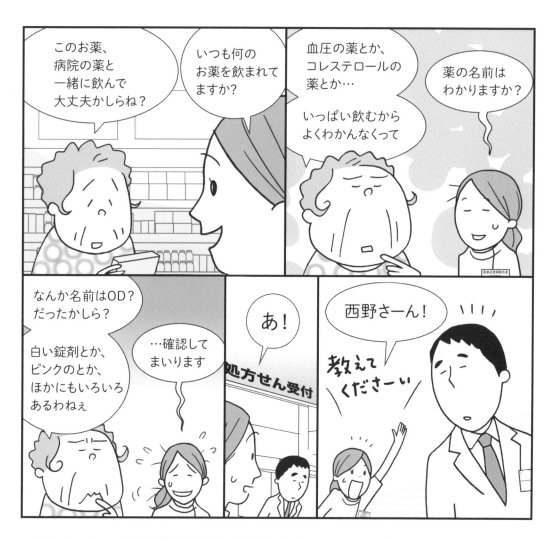

　ドラッグストアにはさまざまなお客様が来店されます。ここでは、医療用医薬品を服用しているお客様、妊娠しているお客様、OTC医薬品の濫用が疑われるお客様、外国人のお客様への対応例を紹介します。困ったら参考にしてみてください。

Q 医療用医薬品を飲んでいるお客様に対応するときに、飲み合わせが心配です

A 医療用医薬品とOTC医薬品との飲み合わせを判断するときは、店舗の薬剤師やかかりつけの医師・薬剤師に相談する必要があります。まずは会社が用意しているルールやマニュアルがないかどうかを確認してください。飲み合わせについては、薬剤師に確認するときの上手な伝え方も知っておきましょう。

会社のマニュアルがあるかどうかを確認する

会社によっては「持病のあるお客様対応マニュアル」などが用意されていることがあります。また薬剤師と協力して、よく聞かれる医薬品を中心に「併用できる薬の一覧表」などをあらかじめ独自に作成している店舗もあります。まずは自分のお店にそういったマニュアルがあるかどうかを確認し、あればそちらに従うようにしてください。マニュアルがない場合は、店長や薬剤師にマニュアルの作成を相談してみるとよいでしょう。

薬剤師に確認してから販売する

同じ店舗に薬剤師がいる場合は、自分が選んだ薬が問題なく併用できるかどうか最終確認をしましょう。薬剤師がいない場合でも、社内DI室（医薬品情報室）が整備されている場合や、薬剤師のいる近隣店舗に連絡できる会社もあります。そのようなしくみがない場合、薬剤師常駐の店舗に相談してもよいかどうかを店長に相談し、協力体制を整備してもらう方法もあります。

また、薬の飲み合わせについて薬剤師に確認するときは、以下の情報を一緒に伝えることで、スムーズな判断を促すことができます。

飲み合わせについて確認するときに伝える情報

- どのような症状で来店したか？
- お客様の基本的な情報（年齢、妊娠・授乳、アレルギーの有無など）
- おくすり手帳はあるか？ もしくは服用中の薬の名前が具体的にわかるか？
- 併用できる可能性のありそうなOTC医薬品を2〜3個用意する

おくすり手帳は、いつ、どこで、どんな薬を処方してもらったかを記録しておく手帳のことです。冊子やスマホアプリなど、さまざまな形態のものがあります。「高血圧の薬を飲んでいる」といったおおまかな情報だけでは、飲み合わせの可否について薬剤師も判断することができません。医薬品名を具体的に把握する必要があります。まずは、おくすり手帳を持っているかを聞き、持っていない場合は処方されている医薬品名を把握しているかを確認してください。

また、最初は服用できる可能性のあるOTC医薬品のピックアップは難しいと思いますが、少しずつ接客に慣れてきたらトライしてみましょう。相談を受けた薬剤師も、いくつか選択肢があったほうが「この商品であればOK」「この成分はNG」などと、登録販売者にわかりやすくフィードバックすることができます。

近隣店舗への誘導

上述した方法が使えない場合、近隣にある薬局や薬剤師常駐のドラッグストア（他社を含む）をご案内するのも1つの方法です。

学習に使える書籍

『今日のOTC薬解説と便覧　改訂第5版』伊藤明彦・中村智徳　編集　南江堂
薬の飲み合わせが一覧表でまとめられており、店舗に1冊あると安心。

Q 妊婦さん・授乳婦さんが来店されたときに気をつけることは？

A 妊娠中・授乳中の女性の心や体の変化について理解し、薬について話すときは丁寧な説明を心がけましょう。添付文書以外に信頼性の高い情報があれば、一緒にお伝えします。

心や体の状態について知っておく

妊娠中は急激に体が変化するため、さまざまな体調不良を引き起こします。個人差はあるものの、多くの女性が次のような症状を経験します。

多くの女性は、産後に体力を回復する間もなく授乳がスタートします。授乳自体に体力を奪われた上、赤ちゃんの夜泣きで睡眠不足になることもあります。

また、薬の服用中に授乳を避けるのは簡単なことではありません。なぜなら一度授乳が始まると、母乳は止めることができないからです。その場合は搾乳により母乳を外に出しますが、この作業も母体の負担になります。つまり、服薬中も授乳を止めないことが授乳婦さんにとって一番理想の方法になります。このように妊娠中・授乳中の女性は慢性的に体や心のつらさを抱えていることがありますので、接客の際はあたたかい対応を心がけましょう。

添付文書の情報と医療現場での情報が違うことも

添付文書の「してはいけないこと」や「相談すること」に、妊娠中・授乳中の薬の使用について注意書きがあったとしても、薬によっては安全に使える可能性の高いものもあります。国立成育医療研究センターのホームページには、「授乳中に服用できると考えられる薬」についてまとめられています。これを見ると添付文書では禁止されている成分もいくつか含まれていることがわかります。このように、情報源によって内容が異なることもあります。その場合の対応については次ページでみていきましょう。

また、ドラッグストアノート.comでは、妊娠中・授乳中の薬の使用について製薬メーカーが発信している情報をまとめています。添付文書の情報だけでは不安なときに活用できますので、ぜひ参考にしてください。

妊娠中・授乳中のお客様への対応

では、「この薬飲めますか?」と聞かれたときの対応について確認していきましょう。

①添付文書の情報について話す

添付文書の指示を前提にして情報提供を行います。まずは添付文書の使用上の注意に書いてある「してはいけないこと」や「相談すること」の内容についてお伝えしてください。

②プラスαの情報について話し、必要であれば受診をすすめる

添付文書とは別に前述したような「信頼性の高い情報」を持っている場合、それについてもお伝えします。プラスαの情報が特にない場合も、「医師の判断により、妊娠中・授乳中でも薬が使える可能性がある」ということをお伝えしてください。

> **例：授乳中のお客様にアレグラFXが服用できるかどうか聞かれた場合**
>
> ①添付文書の情報について話す
> 「アレグラFXは、添付文書上、授乳中の人は服用しないこととされています」
>
> ②プラスαの情報について話す
> 「ところが国立成育医療研究センターの『授乳中に安全に使用できると考えられる薬』の
> リストには、このお薬の成分が記載されています。医師の判断によっては服用できる可能性が
> ございますので、一度かかりつけ医にご相談されることをおすすめします」

妊娠中もしくは授乳中に使える可能性の高い商品

症状	商品名	主な成分	添付文書 妊婦	添付文書 授乳婦	国立成育医療研究センター
熱、痛み	タイレノールA	アセトアミノフェン	△	―	●
鼻症状	アレグラFX	フェキソフェナジン塩酸塩	△	×	●
	クラリチンEX	ロラタジン	△	×	●
	アレルギール錠	クロルフェニラミンマレイン酸塩　他	△	―	―
のどのはれ	浅田飴AZのどスプレーS	アズレンスルホン酸ナトリウム	―	―	―
	ペラックT錠	トラネキサム酸　他	△	―	●（トラネキサム酸）

		ケイヒ、			
胃の不調	太田胃散	炭酸水素ナトリウム、ビオヂアスターゼ 他	―	―	―
便秘	酸化マグネシウムE便秘薬	酸化マグネシウム	△	―	● (硫酸マグネシウム)
軟便、便秘	新ビオフェルミンS錠	コンク・ビフィズス菌末 他	―	―	―
腰痛、肩こり	サロンパス	サリチル酸メチル 他	―	―	―

△…「相談すること」に記載あり　　✕…「してはいけないこと」に記載あり　　― …記載なし
●…国立成育医療研究センターの「授乳中に安全に使用できると考えられる薬」に記載あり

Q OTC医薬品を濫用していると思われるお客様への対応は?

A このようなお客様への対応について、店長や薬剤師にあらかじめ相談しておきましょう。対応中にトラブルに発展しそうな気配を感じたら、すぐにほかのスタッフを呼んでください。

事前に対応方法を確認しておく

　近年、OTC医薬品の濫用は社会問題になっています。OTC医薬品から、覚醒剤や麻薬などのより強い薬物の濫用のきっかけとなってしまうこともあります。

　OTC医薬品にも依存性のある成分が存在していますが、一般的にあまり知られていません。風邪薬や咳止めなどの身近な商品にも含まれています。OTC医薬品の添付文書には、「〇日間服用しても症状がよくならない場合は服用を中止し、専門家に相談するように」との記載や「長期連用しないように」との注意書きがあります。濫用を未然に防ぐためにも、服用前にこのような情報をお伝えし、短期間に再度同じような薬を購入しようとしているお客様を見かけたら、必ずお声がけをするようにしましょう。

※これらの成分は厚生労働大臣によって指定されています

- エフェドリン
- コデイン（鎮咳去痰薬に限る）
- ジヒドロコデイン（鎮咳去痰薬に限る）
- ブロモバレリル尿素
- プソイドエフェドリン
- メチルエフェドリン
  （鎮咳去痰薬のうち、内用液剤に限る）

　濫用等の恐れのある医薬品の販売は、原則として1人1包装（1箱、1瓶など）と定められていますが、他社での購入履歴も含めて一元管理するシステムは今のところありません。お客様から聞いた情報のみで販売の適否を判断するとすれば、販売を断りづらい状況も生まれるため、結果として濫用を見逃してしまうこともあります。

　現状、適正販売を完全にコントロールすることは不可能な状況ですが、濫用が疑われるようなお客様に遭遇した場合、どのように対応すればよいかを確認しておきましょう。

OTC医薬品を濫用していると疑われるお客様への対応

● 店長や上司に相談する

　濫用している可能性のあるお客様への対応について、会社のルールやマニュアルを確認しましょう。とくに取り決めがない場合、事前に対応方法を店長や上司に相談してください。

● 薬剤師にお客様と話をしてもらう

　お客様に薬の適正使用について話しても、なかなかご理解いただけないこともあります。そのような場合、薬剤師にバトンタッチするのも1つの方法です。お客様の心理として、薬剤師と話すこと自体が抑止力となることもあるようです。また、対応方法をあらかじめ店舗の薬剤師と話し合っておくのもおすすめです。

● トラブルになりそうな場合はほかのスタッフを呼ぶ

　OTC医薬品を濫用しているお客様には、情緒不安定な方もいます。お客様と話をしている間に何かトラブルが起こりそうな気配があれば、躊躇することなくほかのスタッフを呼びましょう。自分の身の安全を第一に行動してください。

Q 言葉の通じない外国人のお客様が 来店されたけど、どう対応したらいい?

A 一番大事なことは、外国語がわからなくても、コミュニケーションを図ってみることです。コミュニケーションをとる方法は、会話や筆談、翻訳アプリ、指さしなど、いろいろなものがあります。訪日されるお客様は中国語や英語を話す人が多いので、簡単な筆談で解決できることもあります。こわがらずにトライしてみてください。

聞かれることの多い海外の薬

これらの薬がほしいといわれた場合、店舗で取り扱いのある同効薬か類似薬を紹介します。
※商品名のABC順

商品名（ブランド名）	カテゴリー	主成分	Active Ingredients	代替品の例
Advil（アドヴィル）	解熱鎮痛薬	イブプロフェン	Ibuprofen	リングルアイビーα200
Airborne（エアボーン）	サプリメント	各種ビタミン、ミネラル、ハーブ	Vitamin C, minerals,herbs	ビタミンCのサプリメント
Alka-Seltzer Original（アルカセルツァー）	胃薬	アスピリン、炭酸水素ナトリウム、クエン酸	Aspirin, sodium bicarbonate, citric acid	症状によって、頭痛薬または制酸薬を選択する
Benadryl Ultratabs（ベネドリル）	抗ヒスタミン薬	ジフェンヒドラミン	Diphenhydramine	レスタミンコーワ糖衣錠
Dayquil Cold & Flu Relief LiquiCaps（デイクィル）	風邪薬	アセトアミノフェン、デキストロメトルファン、フェニレフリン	Acetaminophen, dextromethorphan, phenylephrine	眠くなりにくい風邪薬
Dramamine Original Formula（ドラマミン）	酔い止め薬	ジメンヒドリナート	Dimenhydrinate	酔い止め薬
Imodium A-D Caplets（イモディウム）	下痢止め薬	ロペラミド	Loperamide	トメダインコーワ錠
Lozenges（ブランド多数）	咽喉薬、鎮咳去痰薬	殺菌成分	Antiseptics	のど用のトローチ剤

商品名 （ブランド名）	カテゴリー	主成分	Active Ingredients	代替品の例
NyQuil Cold & Flu Nighttime Relief LiquiCaps （ナイクィル）	かぜ薬	アセトアミノフェン、デキストロメトルファン、ドキシラミン	Acetaminophen, dextromethorphan, doxylamine	眠くなりやすい風邪薬
Panadol Tablets （パナドール）	解熱鎮痛薬	アセトアミノフェン	Acetaminophen	タイレノールA
Paracetamol （ブランド多数）	解熱鎮痛薬	アセトアミノフェン ※パラセタモールはアセトアミノフェンの別名である	Acetaminophen (paracetamol)	タイレノールA
Pepto Bismol Original Liquid （ペプトビズモル）	胃腸薬	次サリチル酸ビスマス	Bismuth subsalicylate	胃症状か下痢症状かを確認し適切なものを選択する
Sleep Aid （ブランド多数）	睡眠改善薬	ジフェンヒドラミン	Diphenhydramine	ドリエル
SUDAFED Sinus Congestion （スーダフェ）	鼻炎薬	プソイドエフェドリン	Pseudoephedrine	パブロン鼻炎カプセルSα
TUMS Regular Strength 500 （タムズ）	胃薬	炭酸カルシウム	Calcium carbonate	太田胃散チュアブルNEO
TYLENOL PM Extra Strength Nighttime Pain Reliever & Sleep Aid Caplets （タイレノール）	睡眠改善薬	アセトアミノフェン、ジフェンヒドラミン	Acetaminophen, diphenhydramine	使用目的を聞いて鎮痛薬か睡眠改善薬を選ぶ
Tylenol Regular Strength （タイレノール）	解熱鎮痛薬	アセトアミノフェン	Acetaminophen	タイレノールA

すぐに使える英語表現

Do you have a headache?（**頭痛**はありますか?）
➡下線部は他の症状でも応用できます。

I'd recommend this one.（こちらの商品をおすすめします。）
➡何かをすすめる時に使います。

It contains ibuprofen.（この商品は**イブプロフェン**を含みます。）
➡下線部は他の成分でも応用できます。

症状		英語（読み方）	中国語（読み方）	韓国語（読み方）
風邪症状	風邪	cold（コウルド）	感冒（ガンマオ）	감기（カムギ）
	インフルエンザ	flu（フルー）	流行性感冒（リウシンシンガンマオ）	독감（トッカム）
	熱	fever（フィーヴァー）	发烧（ファーシャオ）	열（ヨル）
	悪寒	chills（チルズ）	发冷（ファーレン）	오한（オハン）
頭痛	頭痛	headache（ヘディク）	头痛（トウトン）	두통（トゥトン）
	片頭痛	migraine（マイグレイン）	偏头痛（ピエントウトン）	편두통（ピョンドゥトン）
鼻症状	くしゃみ	sneeze（スニーズ）	打喷嚏（ダーペンティ）	재채기（チェチェギ）
	鼻水	runny nose（ラニーノーズ）	流鼻涕（リウビーティ）	콧물（コッムル）
	鼻づまり	nasal congestion（ネイゾゥ コンジェスチョン）	鼻塞（ビーサイ）	코막힘（コマッキム）
	花粉症	hay fever（ヘイ フィーヴァー）	花粉过敏（ホアフェングオミン）	꽃가루 알레르기（コッカル アレルギ）
	鼻炎	nasal inflammation（ネイゾゥ インフラメィション）	鼻炎（ビーイエン）	비염（ビヨム）
	アレルギー	allergy（アラジー）	过敏（グオミン）	알레르기（アレルギ）
咳症状、のどの痛み	咳	cough（コフ）	咳嗽（クァソウ）	기침（キチム）
	痰	phlegm（フレーム）	痰（タン）	가래（カレ）
	喘息	asthma（アズマ）	哮喘（シァオチュェン）	천식（チョンシク）
	のどの痛み	sore throat（ソア スロート）	喉咙痛（ホウロントン）	인후통（イヌトン）
消化器症状	吐き気・悪心	nausea（ノージア）	想吐・恶心（シアントゥー・ウアシン）	구역질（クヨッチル）
	嘔吐	vomiting（ヴォーミティング）	呕吐（オウトゥー）	구토（クット）
	胃部不快感	upset stomach（アップセット ストマック）	胃不舒服（ウェイブーシューフ）	배탈（ペタル）
	胸やけ	heartburn（ハーバーン）	烧心（シャオシン）	속쓰림（ソクスリム）

症状		英語（読み方）	中国語（読み方）	韓国語（読み方）
消化器症状	消化不良	indigestion（インダイジェスチョン）	消化不好（シャオホァブーハオ）	소화불량（ソファブリャン）
	胃痛	stomachache（ストマケイク）	胃痛（ウェイトン）	위통（ウィトン）
	下痢	diarrhea（ダイアリーア）	拉肚子（ラードゥーズ）	설사（ソルサ）
	便秘	constipation（コンスティペイション）	便秘（ビエンミー）	변비（ピョンビ）
	痔	hemorrhoid（ヘモロイド）	痔疮（ジーチュアン）	치질（チジル）
精神・神経系の症状	眠い	sleepy（スリーピー）	睡意（シュイイー）	졸림（チョルリム）
	（薬のせいで）眠い	drowsy（ドラウジー）	昏昏欲睡（フンフンユーシュイ）	나른함（ナルンハム）
	乗り物酔い	motion sickness（モーション シックネス）	晕车（ユンチャー）	멀미（モルミ）
	めまい	dizziness（ディズィネス）	头晕（トウユン）	현기증（ヒョンギチュン）
	不安	anxiety（アンギザーエティ）	不安（ブーアン）	불안（ブラン）
目の症状	疲れ目	eyestrain（アイストレーン）	眼睛疲劳（イエンジンピイラオ）	눈의 피로（ヌネ ピロ）
	充血	red eyes（レッド アイズ）	充血（チョンシュエ）	충혈（チュンヒョル）
	乾き目	dry eyes（ドライ アイズ）	眼睛干燥（イエンジンガンザオ）	눈 건조（ヌン コンジョ）
	かゆみ目	itchy eyes（イッチー アイズ）	眼睛痒（イエンジンヤン）	눈 가려움（ヌン カリョウム）
	ものもらい	stye（スタイ）	针眼（ジェンイエン）	다래끼（タレッキ）
皮膚症状	かゆみ	itch（イッチ）	痒（ヤン）	가려움（カリョウム）
	湿疹	rash（ラッシュ）	湿疹（シージェン）	습진（スプジン）
	じんましん	hives（ハイブズ）	荨麻疹（シュンマージェン）	두드러기（トゥドゥロギ）
	虫さされ	insect bite（インセクト バイト）	虫咬（チョンヤオ）	벌레 물림（ボルレ ムリム）
	蚊にさされ	mosquito bite（モスキート バイト）	蚊子叮（ウェンズディン）	모기 물림（モギ ムリム）
	すり傷	scratch（スクラッチ）	擦伤（ツァーシャン）	찰과상（チャルグァサン）
	切り傷	cut（カット）	割伤（グーシャン）	베인 상처（ベイン サンチョ）
	やけど	burn（バーン）	烫伤（タンシャン）	화상（ファサン）

症状		英語（読み方）	中国語（読み方）	韓国語（読み方）
皮膚症状	にきび	acne, pimple（アクネ、ピンポゥ）	青春痘（チンチュンドウ）	여드름（ヨドゥルム）
	水虫	athlete's foot（アスリーツ フット）	脚气（ジャオチー）	무좀（ムジョム）
	唇のひびわれ	chapped lips（チャップド リップス）	嘴唇干裂（ズイチュンガンリエ）	입술 갈라짐（イプスル カラジム）
体の症状	肩こり	shoulder pain（ショルダー ペイン）	肩酸（ジエンスワン）	어깨 결림（オッケ キョルリム）
	腰痛	back pain（バック ペイン）	腰痛（ヤオトン）	요통（ヨトン）
	筋肉痛	sore muscles（ソア マッソーズ）	肌肉痛（ジーロウトン）	근육통（クニュクトン）
	関節痛	joint pain（ジョイント ペイン）	关节痛（グァンジエトン）	관절통（クァンジョルトン）
	こむらがえり	leg cramp（レッグ クランプ）	腿抽筋（トゥイチョウジン）	다리 경련（タリ キョンリョン）
	ねんざ	sprain（スプレイン）	扭伤（ニウシャン）	염좌（ヨムジョア）
口の症状	歯痛	toothache（トゥースエイク）	牙痛（ヤートン）	치통（チトン）
	口内炎	canker sore（ケンカー ソア） mouth ulcer（マウス オルサー）	口腔溃疡（コウチアンクイヤン）	구내염（クネヨム）
	口唇ヘルペス	cold sore（コルソー）	唇疱疹（チュンパオジェン）	입술헤르페스（イプスルヘルペス）
その他の症状	炎症	inflammation（インフラメィション）	炎症（イエンジェン）	염증（ヨムチュン）
	感染症	infection（インフェクション）	传染病（チゥアンランビン）	감염（カムヨム）
	膀胱炎	bladder inflammation（ブラダー インフラメィション）	膀胱炎（パングァンイエン）	방광염（パングァンヨム）
	生理痛	menstrual cramps（メンストゥルアゥ クランプス）	月经痛（ユエジントン）	생리통（センリトン）
	二日酔い	hangover（ハングオーヴァー）	宿醉（スーズイ）	숙취（スクチュイ）

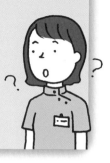

実際の接客では、各商品の成分を把握しているだけでは足りないことも
あります。よくある薬の応対について具体的にみていきましょう。

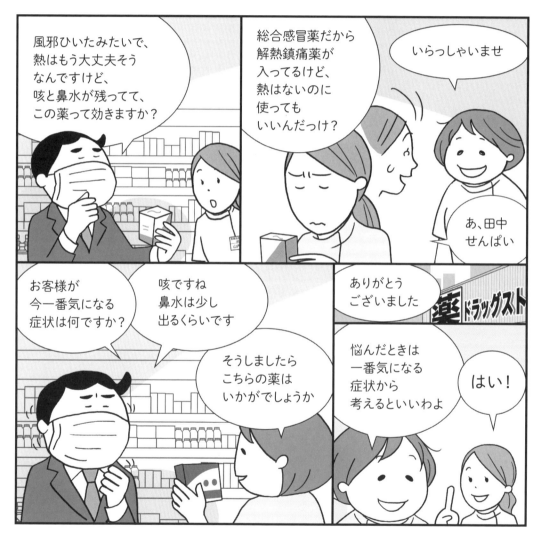

　新人登録販売者が迷ってしまいがちな薬の選び方について、ここでは症状が複数ある場合の基本的
な考え方を確認しておきましょう。また、推奨販売品や漢方薬との付き合い方、副作用について聞か
れたときの対応についても紹介します。

Q 鼻症状と咳症状だけの場合、総合感冒薬をすすめてもよいですか?

A 風邪と思われる症状があるときは、基本的に個別の症状ごとに商品を考えていきます。多くの総合感冒薬は、①熱・痛みを取る薬、②鼻水・くしゃみを止める薬、③咳・痰を抑える薬の3つのカテゴリーの中から選ばれた成分が配合されています。このように、総合感冒薬にはたくさんの成分が含まれていますので、お客様の症状によっては、不要な成分を摂取することにもなりかねません。副作用のリスクを避けるためにも、まずは症状ごとに薬を検討しましょう。

一番気になる症状を確認する

まずはお客様に一番気になる症状を聞いて「メインの商品」を選び、それを軸にしてほかの薬を検討していきます。

たとえば熱が一番気になる場合には解熱鎮痛薬、咳症状が一番気になる場合は鎮咳去痰薬、鼻症状が一番気になる場合は抗ヒスタミン薬を「メインの商品①」として選びます。その次に別の症状に対しては、「メインの商品②」もしくは「サブの商品」から選んでいきます。「サブの商品」は、ほかの薬と併用できる可能性の高いものです。第3類医薬品や医薬部外品など、比較的安全性の高い商品を中心として、食品などがあてはまる場合もあります。

「サブの商品」は、今回の事例だけでなく、持病のあるお客様におすすめする機会もありますので、自分のお店の商品をあらかじめ確認しておくとよいですよ。ただし、商品を複数選んでいく場合、成分の重複や相互作用などに注意しましょう。また、商品が複数になれば必然的に購入金額が上がってしまうため、お客様のご希望に沿って対応しましょう。

症状ごとに考えよう
- **熱・頭痛・のどの痛み** ➡ 解熱鎮痛薬
- **咳、痰** ➡ 鎮咳去痰薬
- **くしゃみ、鼻水、鼻づまり** ➡ 抗ヒスタミン薬（第一世代）

4章 ここが知りたい！新人登録販売者の疑問

この事例において、お客様の一番気になる症状が「咳」であり、次に気になる症状が「鼻水」であると判明したとします。その場合、以下のような流れで考えていきます。

メインの商品①：一番気になる症状に使う商品

● **咳症状** ➡ 鎮咳去痰薬

次に、以下のどちらを選択すべきか考えます。

メインの商品②：次に気になる症状に使う商品

● **鼻症状** ➡ 抗ヒスタミン薬（第一世代）

OR

サブの商品：併用できる可能性が高い商品

● **のどの痛み** ➡ トローチ、のどあめ、のどスプレー、うがい薬
● **咳、痰** ➡ トローチ、のどあめ、ハチミツ
● **くしゃみ、鼻水、鼻づまり** ➡ ヴィックスヴェポラッブ
● **そのほか、風邪にすすめられるもの** ➡ 経口補水液、栄養ドリンク、使い捨てカイロ

この事例では、メインの商品①とメインの商品②で成分が重複する可能性が高いため、現実的には以下の対応が考えられます。

パターン1

第一世代の抗ヒスタミン薬の入った鎮咳去痰薬（メインの商品①）を選ぶ

➡ 咳症状に軽い鼻水が伴うくらいであれば、あえて抗ヒスタミン薬の入った鎮咳去痰薬を選び、1剤ですます方法も考えられます。ただし、薬は決められた効能・効果の範囲で使用する必要がありますので、お客様に説明する際は注意してください。

パターン2

● **咳症状に対しては、鎮咳去痰薬（メインの商品①）を選ぶ**
● **鼻症状に対しては、併用できる可能性の高い商品（サブの商品）を選ぶ**

➡ 咳の薬をメインに考えて、その薬と併用可能な商品を「サブの商品」の中から選びます。

漢方薬も選択肢になる

また、症状に合わせて漢方薬（➡136ページ）を選ぶのもよい方法です。主に風邪に使わ

れる漢方薬として、葛根湯、麻黄湯、桂枝湯、小青竜湯、麦門冬湯などがあります。場合によってはこれらの漢方薬に「サブの商品」を組み合わせるのもよい方法です。

事例 風邪と思われる症状（熱、咳、鼻水）が出ており、お腹が痛い。

Q 複数の症状から薬を絞るときに頭が混乱してしまいます

A 基本方針は1つ前のQ＆Aと同じです。お客様に「一番気になる症状」を確認し、それに合わせてメインの商品を選びます。メインの商品が選べたら、それを軸に、ほかの症状に合わせた商品、もしくは併用できる商品を選びます。

一番気になる症状を確認する

症状が複数ある場合は、どの症状を優先して対応するかを考えるために、お客様に一番気になる症状を確認します。今回の事例では、まずは「風邪と思われる症状（顔まわりの症状）」と「お腹の症状」のどちらがより気になるかを確認するとお客様も答えやすいでしょう。

症状を確認するときのポイント

1. より気になる症状が「風邪と思われる症状（顔まわりの症状）」のとき
複数の症状がまんべんなく出ているかを確認する

➡ 咳・鼻水・のどの痛みのうち、1つだけ「飛び抜けて強い症状」がある場合、一般的な「風邪」ではない可能性がある。風邪（➡88ページ）参照。

2. より気になる症状が「お腹の症状」のとき
お腹の症状の原因について確認する

➡ 胃の不調、便秘、生理痛、解熱鎮痛薬による副作用など、思い当たる原因がないかどうかを確認する。

➡ 痛みの出ている場所を確認する。胃のトラブル（➡95ページ）参照。

➡ 腹痛の原因がわからない場合は風邪症状との関連性も考慮して受診勧奨をする。

この事例で、お客様の一番気になる症状が「生理痛によるお腹の痛み」、次に気になる症状が「風邪と思われる症状」であると判明したとします。その場合、まずは一番気になる症状に対して「メインの商品①」を選びます。続いて、次に気になる症状に対して「メインの商品②」と「サブの商品」のうち、どちらを選ぶべきかを考えます。

メインの商品①：一番気になる症状に使う商品

- **生理痛** ➡ 解熱鎮痛薬

➡ 次に、以下のどちらを選択すべきか考えます。

メインの商品②：次に気になる症状に使う商品

- **風邪の諸症状** ➡ 風邪薬

OR

サブの商品：併用できる可能性が高い商品

- **のどの痛み** ➡ トローチ、のどあめ、のどスプレー、うがい薬
- **咳、痰** ➡ トローチ、のどあめ、ハチミツ
- **くしゃみ、鼻水、鼻づまり** ➡ ヴィックスヴェポラッブ
- **そのほか、風邪にすすめられるもの** ➡ 経口補水液、栄養ドリンク、使い捨てカイロ

この場合、以下のような対応が考えられます。

パターン1

- 生理痛に対しては、解熱鎮痛薬（メインの商品①）を選ぶ
- 風邪症状に対しては、風邪薬（メインの商品②）を選ぶ
  - ➡ このパターンでは、解熱鎮痛薬と風邪薬の成分が重複する可能性があります。
    このような場合、同時に服用しないことと、2つの薬を症状によって使い分ける場合はどのくらいの間隔を開けて服用するのかもあわせてお伝えします。

パターン2

- 生理痛に対しては、解熱鎮痛薬（メインの商品①）を選ぶ
- 風邪症状に対しては、サブの商品（併用できる可能性の高い商品）を選ぶ
  - ➡ 生理痛の薬をメインに考えて、その薬と併用可能な商品を「サブの商品」の中から選びます。

A なぜ効き目の強い薬がほしいのか、その言葉の裏に隠されたお客様の考え（真のニーズ）を探りましょう。そして真のニーズに合わせた対応をします。この言葉をきっかけにして、よりよいお客様対応につなげることもできますよ。

「薬の効き目が強い＝早く治る」というわけではない

たとえば、風邪をひいたときに一番大事なことは、水分・栄養補給をしっかり行うことと、暖かくして寝ることです。風邪薬はあくまで対症療法ですので、強い薬を使うことで風邪の治りが早くなるわけではありません。薬はつらい症状を抑え、休養をしっかりとることを目的に使います。

つまり、「効き目の強い薬がほしい」といわれたときに、私たちはその言葉のとおりに「効き目の強い薬」を探すのではなく、まずはその言葉の裏に隠された意味を読み取る必要があります。

真のニーズを探る

まずはお客様が「効き目の強い薬がほしい」と訴える背景を探ってみましょう。この言葉の裏には、「早く治したい」「病院に行けないので、病院でもらえるような薬がほしい」など、さまざまな気持ちが隠れています。その理由がわかると、より適切な対処法を考えることができます。

たとえば、真のニーズが「早く治したい」である場合、仕事や家事などを休んで休養を取っていただいたほうが早く復帰できます。そしてもし休めるのであれば、「効き目の強さ」よりも、睡眠を助けるために「眠気の出やすさ」を優先したほうがよい場合もあります。逆に、在宅の仕事で他人に風邪をうつすリスクもなく、絶対に終わらせなくてはならない仕事があるという場合は、「効き目の強さ」より「眠気の出にくさ」を優先する必要が出てきます。

このように、お客様の状況を一番に考えた場合、「効き目の強い薬」が最適な選択だとは限りません。お客様の言葉をヒントに、よりよい選択ができるようお手伝いしましょう。

Q 第1類医薬品がほしいといわれたら?

A 第1類医薬品は、法律上、薬剤師が販売しなくてはならないということをお伝えします。その上で薬剤師が勤務している時間をお伝えするか、第1類医薬品を扱っている近隣の店舗を案内します。

予想以上にがっかりする人も多い

要指導医薬品や第1類医薬品は薬剤師が販売する薬ですが、取り扱いがない、時間帯によって薬剤師がいない、などの理由で、お客様が購入できないことがあります。お客様によっては「第1類医薬品を買うこと」を目的に来店していることもあるので、私たちが考える以上にがっかりする可能性があることを忘れないようにしましょう。

第1類医薬品を販売できないときは

第1類医薬品を販売できないときは、以下のことをお伝えします。

お客様に伝えること
- 第1類医薬品は、法律上、薬剤師が販売しなくてはならないということ
- 自分は「登録販売者」なので、第1類医薬品の販売ができないこと
- 薬剤師が戻ってくる時間がわかっている場合、その時間を伝える
- 近隣に第1類医薬品を扱っている店舗がある場合、そのお店のご案内

また、「第1類医薬品がほしい」というお客様に薬剤師がカウンセリングを行った結果、第2類医薬品や第3類医薬品をご購入いただく、ということも珍しくありません。お客様の時間に余裕がありそうでしたら、少し詳細を聞いてから薬剤師への相談の必要性を判断するのも1つの方法です。ただし、以下の場合は薬剤師に相談してください。

薬剤師に相談が必要なケース
- 現在服用中の処方薬の代わりに第1類医薬品を使いたいといっている場合
- 病院で治療中の病気があり、それに対して第1類医薬品を使いたいといっている場合
- 医師の指示を受けて第1類医薬品を買いに来ている場合
- 第2類医薬品、第3類医薬品では明らかに対応できそうにない症状がある場合

商品名	成分名	薬効分類	備考
ロキソニンS	ロキソプロフェンナトリウム水和物	解熱鎮痛薬	● 効き目が早く、胃への負担も少ない ● イブプロフェンと同じ「プロピオン酸系」の成分である ● 薬剤師が不在でロキソニンSが買えない場合、症状に合わせてほかの薬で対応することも十分可能
ガスター10	ファモチジン	H₂ブロッカー	● 過剰に分泌した胃酸をコントロールし、胃痛、もたれ、胸やけ、むかつきにすぐれた効果を発揮する ● 医療用では、胃・十二指腸潰瘍や胃炎・食道炎などの治療に用いられる
アクチビア軟膏	アシクロビル	抗ウイルス薬	● 口唇ヘルペスの「再発」治療薬なので、過去に医師により口唇ヘルペスだと診断されたことのない人は使用できない ● 医師の診断を受けていないお客様には薬剤師も販売することができないので、医療機関への受診を促す
リアップX5プラスネオ	ミノキシジルほか	毛髪用薬	● 毛包に直接作用し、細胞の増殖やタンパク質の合成を促進することにより発毛効果を発揮する ● 少なくとも4ヵ月間使用し、6ヵ月間使用しても改善が認められない場合、使用を中止する
ニコチネルパッチ	ニコチン	禁煙補助剤	● ニコチネルパッチ20を6週間貼付後、ニコチネルパッチ10を2週間貼付する ● 左右の上腕部、腹部、腰背部のいずれかに貼付する
ドゥーテストLHII	金コロイド標識抗黄体形成ホルモン・モノクローナル抗体（マウス）ほか	一般用検査薬	● 尿中のLH（黄体形成ホルモン）の変化を捉え、最も妊娠しやすい時期である排卵日を約1日前に予測する排卵日検査薬である ● 排卵の引き金となるLHの大量分泌（LHサージ）を捉えるものであり、排卵を確認するものではない

Q 推奨販売品はどうすすめればいい?

A 推奨販売品のメリット・デメリットを分析しましょう。商品知識が豊富であればあるほど、自信を持っておすすめすることができるようになります。

PB商品のメリットとデメリット

PB商品は利益率が高いため、会社によっては「推奨販売品」に指定されていることも。PB商品を販売するときのメリットは、成分配合が工夫されていることが多く説明しやすい点や、NB商品よりも低価格である点です。反対に、PB商品はブランドの知名度が低いため、すぐにその商品を信用していただけないというデメリットもあります。

また、最近ではPB商品のことを知っているお客様も多く、「押し売りではないか」と身構える人もいます。そのようなお客様への配慮も忘れないようにしましょう。

推奨販売品を上手に売るためのポイント

● 推奨販売品を分析する

推奨販売品を分析すると、自分の接客の課題がみえてきます。商品知識の不足は自信のなさにつながってしまうため、まずはそれを解消しましょう。推奨販売品を以下の4つに振り分けて考えることをおすすめします。

---

①積極的におすすめしたいと思える商品

- 商品の有効性、安全性、価格などの面からみて、お客様におすすめしたいと思える商品

---

②教えたいと思える商品

- おすすめというわけではないが、お客様に教えたいと思える商品
- たとえばお客様がNB商品を指名した場合、「そのNB商品と成分がほとんど同じだが、価格がより安いPB商品」などがこれにあたる
- お客様にとってお得な情報を伝えられれば、それが自分のことを信頼していただくきっかけとなり、よりよい別の商品をおすすめする流れをつくることもできる

③すすめる機会の少ない商品

- 商品の成分や効能・効果の面で、お客様層が狭すぎるなど、
  すすめる機会がほとんどない商品
- すすめる機会が少なければ当然販売成績も伸びにくいが、
  逆にあてはまるお客様にはピンポイントでおすすめしやすい

④あまりおすすめしたいと思えない商品

- 商品の有効性、安全性、価格などの面からみて、お客様におすすめしたいと
  思えない商品

　①～④の分類はスムーズにできたでしょうか。できなかった場合、商品知識が不足している可能性があります。まずは推奨販売品をよく知るところからスタートしてください。

　スムーズに分類できた場合、問題となってくるものは、④の「おすすめしたいと思えない商品」です。ここで④の分類になった商品は、なぜ自分がそう思うのか、理由をさらに分析します。いろいろな理由が考えられると思いますが、ここを明らかにしておくことは非常に大切なことです。場合によっては「専門家として譲れない線引き」や「お客様への思いやり」など、自分では気付かなかった部分が見えてくるかもしれません。それをふまえて「売らない」という答えを選択するのもよいですし、ほかの人の意見を取り入れるなどして販売方法を模索するのもよいでしょう。

● 推奨販売品は他の商品と比較しながら説明する

　こちらに関しては、「2－8 商品知識をつける①（➡54ページ）」を参照してください。

● 自分の中にある先入観を取り去る

　PB商品の魅力の1つとして、価格が安いことが挙げられますが、NB商品のファンのお客様にとっては魅力として映らないこともあります。安さよりも中身を重視したいという人や、値段の高い商品のほうが効果がありそうだと考える人もいるからです。

　人によってさまざまな価値観がありますので、自分の中の固定観念を外し、それぞれのお客様の「響くポイント」を見つけられるようにしましょう。

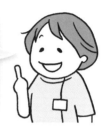

Q 副作用について聞かれたら?

A 起こりうる副作用について伝えることも、登録販売者の大事な仕事です。頻度の高い副作用を優先的にお客様にお伝えし、副作用が出てしまった場合の対処法についてもお話ししましょう。

どんな薬にも副作用はある

リスクの大きさに差はあるものの、どんな薬にも副作用はあります。よくある副作用については事前に学習し、お客様の質問にすぐに答えられるようにしておきましょう。

また、副作用について詳細が知りたいとお客様にいわれたら、添付文書を活用します。添付文書の「使用上の注意」には、副作用について詳しく記載があります。添付文書をお客様に見せながら説明するのもよいでしょう。

よくある副作用の例（風邪薬の成分）

解熱鎮痛薬	胃腸障害
アドレナリン作動薬	動悸、不眠
抗ヒスタミン薬	眠気
抗コリン薬	口の渇き、排尿障害
麻薬性鎮咳薬	眠気、便秘

副作用かな？と思ったら

　OTC医薬品が原因で起こった副作用だと考えられる場合、その薬の服用を中止してもらい、医療機関への受診をすすめます。また、医療用医薬品が原因である可能性があるときは、自己判断で服用を中止すると危険な場合もあります。早急にかかりつけ医に問い合わせてもらうか、医療機関への受診をすすめるようにしましょう。

副作用被害救済制度について伝える

　医薬品副作用被害救済制度は、医薬品を「適正使用」したのにもかかわらず、その副作用により重篤な健康被害が生じた場合に、医療費や年金などの給付を受けられる公的制度です。決められた用法・用量から逸脱した使用方法など、医薬品を「不適正使用」した場合に起こった健康被害や副作用については、この制度の対象にはなりません。よって、普段から薬を適正使用することがとても大切です。商品のパッケージに副作用被害救済制度の電話番号が書いてありますので、何かあった場合は、薬を使った本人もしくは家族が電話します。つまり、お客様の代わりに登録販売者が電話することはできませんので注意しましょう。

　副作用被害救済制度についてお伝えする機会はあまりありませんが、いざというときに慌てないように、このような制度があることを頭の片隅に置いておきましょう。

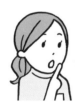

OTC医薬品は効き目が弱いから安全だと思っているお客様も多いけど、実はそんなこともないんですよね。

そうそう。どんな薬にも副作用はあるし、正しく使うことが大事なの。よくある副作用については覚えておいて、お客様に聞かれたときにはすぐ答えられるようにしておくといいわね。

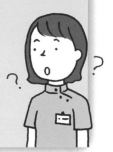

Q&A 3 接客

最初から接客が上手にできる人はいません。誰もが悩み戸惑いながら成長していきます。少しずつ慣れていきましょう。

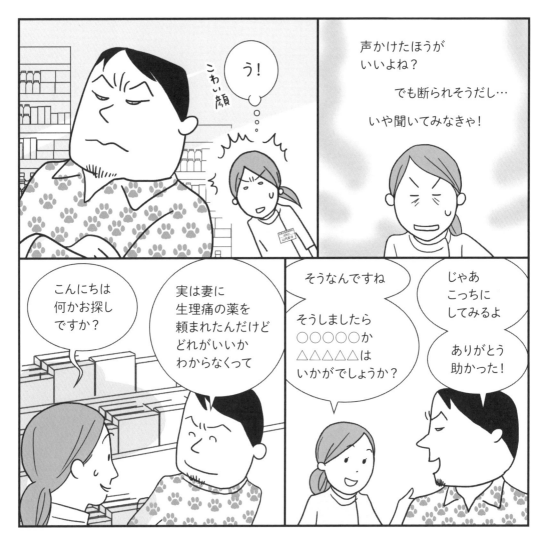

　登録販売者として店頭に立っていると、お客様から思わぬ質問を受けることがあります。ここではお声がけの悩みや、接客が苦手な場合の気持ちの切り替え方、お客様の質問に答えられなかったときの対応、薬剤師に引き継ぐべきか、などの疑問に答えます。

Q 迷っているお客様へのお声がけ、どうしたらいい?

A 最初のうちは、「こんにちは」などごあいさつだけでもかまいません。お客様に声をかけることに慣れましょう。少し慣れてきたら、いろいろなお声がけを試してみてください。繰り返しているうちに、お声がけの必要性や伝え方、適切なタイミングが身についていきますよ。

まずは声をかけてみる

陳列棚の前でどうしようかと悩んでいるお客様を見かけたら、「何かお困りですか?」「何かお探しですか?」「よろしければお話を伺いましょうか?」とお声がけをしてみましょう。そうしているうちに、お声がけが必要なお客様とそうでないお客様の見分け方や適切なタイミングがわかるようになります。

こちらの申し出を断られた場合は、「何かございましたらお声がけください」とお伝えし、仕事に戻ります。お客様へのお声がけで大事なことは、仲間との連携です。1人のお客様に何度も同じようなお声がけをしてしまうことのないよう、ほかのスタッフにも自分の動きを伝えておくようにしましょう。

こちらからお声がけをしているのにもかかわらずお客様の質問にうまく答えられないことがあると、プレッシャーになるかもしれません。しかし「お客様から質問を引き出す」ということも購買行動（消費者が商品を購入するまでの行動）の大事な過程の1つです。わからないことは誰かに相談するか調べればよいので、思い悩む必要はありません。

先輩からの アドバイス

お客様がどんな薬を見ているのか観察して、ある程度の予想を立ててから、「ご案内が必要になりましたらお申しつけください」と声をかけています。断られることもありますが、「○○○○○と△△△△△は使い分けがあるのでお気をつけください」などお客様の薬に関する一言をつけ加えると、引き止められて相談につながる確率が高まります。

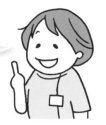

Q そもそも接客が苦手です

A 苦手でも大丈夫です。接客が苦手な人は、俳優のように「スタッフ役」を演じるのがおすすめです。接客を「スタッフ役の仕事」としてこなしているうちに、上手にできるようになります。

「スタッフ役」を演じてみる

接客は、好きな人もいれば、苦手意識を持っている人もいます。一見接客が得意にみえる人も、実は「人と接することが得意ではない」ということも。そういう人たちになぜ接客が上手なのか聞いてみると、「気持ちの切り替え方を知っているから」という答えが返ってくることが多くあります。

1つの方法として、「スタッフ役」を演じることをおすすめします。接客が苦手ないつもの自分から、スタッフという役割に気持ちをスイッチするのです。気持ちをスイッチするときは、目に見えるスイッチを一緒に決めておくのもよいですよ。たとえば「白衣を着る」ことをスイッチにしたら、白衣に着替えている間に「スタッフ役」の自分に気持ちを切り替えます。職場ではあくまで「役割」を演じるつもりで仕事をこなすと、不思議なくらい接客がスムーズにできるようになります。

この方法は、理不尽な要求をするクレーマーに遭遇してしまったときにも有効です。たとえクレーマーから人格を否定するようなことを言われたとしても、それは普段の自分自身に向けられたものではなく、あくまで「スタッフ役」に向けられたものと解釈してください。そうすることで自分自身の心を守ることができます。

先輩からのアドバイス

噺家(はなしか)さんのテクニックを参考にして接客しています。古典落語は話の筋立ては同じでも、噺家さんによってリズムや力を入れるところ、演じ方が違います。接客のときにもお客様の反応を見ながら話の前後を入れ替えるといったように筋道を組み立てるのに役立っています。

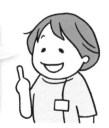

Q わからないことを聞かれたときは?

A わからないことを調べる方法を知っておくことが大切です。誰かに相談する、添付文書や書籍、メーカーホームページを確認する、メーカーに直接問い合わせるなどの方法があります。

わからないことを調べる方法

わからないことを恥じる必要はありません。調べた上で返答するようにしましょう。説明するときのポイントは「2−4説明する（➡44ページ）」を参照してください。

● 誰かに相談する

職場に薬剤師や登録販売者の先輩など相談する相手がいる場合、お客様に「確認してまいりますので少々お待ちください」と一言断ってから確認しに行きましょう。

● 添付文書の確認

添付文書は情報提供の基礎となる資料です。添付文書検索サイト（➡58ページ）や製薬メーカーのホームページにアクセスし、添付文書を入手します。添付文書だけでは不足している情報も多いので、その場合は直接メーカーに問い合わせましょう。

● メーカー問い合わせ

医薬品のパッケージには「お客様相談室」の電話番号が記載されています。多くの場合、平日9：00〜17：00まで受け付けています。問い合わせをするときは、会社名や店舗名などの所属、登録販売者である旨、自分の名前、何について聞きたいかを伝えてから本題に入ります。折り返してもらう可能性もありますので、自分の店舗の電話番号も用意しておきましょう。

問い合わせをしても添付文書以上のことは教えていただけないこともありますが、「信頼できる第三者」に確認を取った情報なので、お客様にもご納得いただきやすいという側面があります。

恐れ入ります。私、○○ドラッグ△△店、登録販売者の山内と申します。いつもお世話になっております。□□□□□（商品名）について聞きたいのですが、よろしいでしょうか?

● 書籍

　店舗によっては参考となる書籍が置いてあったり、私物の書籍の持ち込みが許されていたりする場合もあります。書籍の内容や索引の場所をあらかじめ確認しておくと、いざというときにあせらず対応できますよ。

Q 薬剤師さんにバトンタッチしてもよいのかどうか悩んでしまいます

A このような悩みが生じる背景に、薬剤師とのコミュニケーション不足が挙げられます。まずは忙しくない時間帯に、薬剤師と会話するところからはじめてみましょう。

薬剤師に話しかけてみる

　薬剤師と登録販売者が一緒に働いている職場は、調剤業務とOTC業務で完全に人員配置が分かれているケースや、薬剤師がOTC業務を兼任または専任しているケースなど、さまざまです。薬剤師と連携が取れる職場であっても、薬剤師に対して「忙しそうだな…」「こんな小さな質問をしてもいいのかな…」と気を使ってしまうこともあるようです。

　このような悩みの多くは、薬剤師とのコミュニケーション不足が原因です。普段からお互いにコミュニケーションがとれていれば、いざというときも気がねなく話しかけることができます。薬剤師は薬についての質問であれば、親切に教えてくれる人が大多数です。業務が落ちついている時間を見計らって普段から積極的に質問をしてみましょう。

　人は勉強熱心な人には親切にしたくなるものですので、相手からそう思ってもらうことも、円滑なコミュニケーションのためには大事なことです。また、知識が豊富でも、人に伝えることが苦手な薬剤師もいますので、そのことを念頭に置いておくとよいかもしれません。

　そしてコミュニケーションに慣れてきた頃に、この悩みをそのまま薬剤師にぶつけることが大切です。バトンタッチのタイミングやバトンタッチすべきかどうかの線引きは、会社の

マニュアルや職場の状況にもよりますし、薬剤師それぞれの考え方によっても異なります。その職場ごとに適切な方法を模索する必要があります。

薬剤師は、登録販売者が試験でどのようなことを学んできたのかを知らない人がほとんどです。薬剤師に、「登録販売者試験では、病態知識の詳細や第1類医薬品については出題されない」ということを伝えると、驚く人もたくさんいます。このような認識の違いから誤解が生まれないよう、ぜひ積極的にコミュニケーションを図ってみてください。

Q 添付文書の「相談すること」に書いてあることを相談されるのがこわいです

A 「使用可否が判断できない商品は販売しないこと」が鉄則です。たとえば、ある商品の「相談すること」に高血圧の人と書かれていて、さまざまな角度から検討しても使用可否が判断できない場合、その商品は販売しません。「してはいけないこと」「相談すること」の両方に高血圧に関する注意書きのない別の商品を選びます。まずは商品知識を身につけることが大切です。

毎日の積み重ねで知識がついていく

「相談すること」の内容について適切に判断するには、病態や一般的な治療方法、治療薬についての幅広い知識が必要です。一朝一夕で得られる知識ではないため、地道にコツコツと勉強していかなければなりません。毎日発生する薬についての疑問の一つひとつに、自分なりの答えを出しておくことが大切です。

わからないことについて聞かれたときは、「Qわからないことを聞かれたときは?(→177ページ)」を参照してください。ほかの人に対応を代わってもらった場合は、その後どのように対応したのかを必ず確認し、次回同じようなことを聞かれたときに答えられるようにしておきましょう。

また、SNSも知識をつけるのに役立ちます。その中でもおすすめは、無料で気軽に参加できるツイッターです。ツイッターには登録販売者や薬剤師などの勉強熱心な医薬関係者もたくさんいますので、興味のある人たちを「フォロー」してみましょう。彼らから発信される情報を見るだけでも勉強になりますが、感想や意見を伝えればコミュニケーションを取れる

こともあります。新発売の医薬関連書籍や新商品の情報も、関わっている本人や会社が直接発信していることがあるので、いち早く手に入れることができますよ。ただし、SNSで発信される情報は玉石混交です。得られた情報は鵜呑みにせず、その情報の真偽について根拠を確認するくせをつけましょう。

Q おすすめした薬が効かなかったといわれたら？

A 添付文書の「相談すること」の内容を確認し、必要であれば受診勧奨をします。

添付文書を確認する

ほとんどの添付文書の「相談すること」には、薬を使っても症状がよくならない場合の対処について記載があります。商品によって異なるので、添付文書を確認してください。以下に服用期間の目安を記載しておきます。

■ **風邪薬（内用）、解熱鎮痛薬、鼻炎用内服薬、鎮咳去痰薬**
  ➡ 5～6回服用しても症状がよくならない場合は服用中止
■ **止瀉薬（ロペラミド塩酸塩）**
  ➡ 2～3日間服用しても症状がよくならない場合は服用中止
■ **瀉下薬（下剤）**
  ➡ 1週間位服用しても症状がよくならない場合は服用中止

このほか、胃腸薬は配合されている成分によって、5～6回であったり2週間であったりと、商品によって目安となる服用期間の差が大きいカテゴリーです。いずれも服用中止後に「医師（歯科医師）、薬剤師又は登録販売者に相談してください」と記載があります。この場合、OTC医薬品では対応できない重い病気の可能性もあるので、医療機関への受診をすすめてください。

Q 後から自分の接客を振り返ると落ち込んでしまいます

A その時々のベストな対応をするには、どうすればよいかを考える必要があります。わからないことが発生したときにどう行動するか流れをしっかりと頭に入れておき、スムーズに対応できるように対策しましょう。

自分なりのベストを尽くす

後から自分の接客を思い出して落ち込んでしまう、という人も多いのではないでしょうか。その気持ちの正体は、多くの場合、お客様対応への不完全燃焼感でしょう。まずはその気持ちが、自分の成長のために大切なものであることを知ってください。なぜなら、お客様一人ひとりを大事に思っている証拠だからです。その上で、不完全燃焼感を感じないようにするために、その時々の状況に応じてできうる限りのベストな対応をしていきましょう。

わからないことは調べる

具体的な調べ方は、「2 - 4 説明する」の「③調べてから伝える（➡45ページ）」、「Q わからないことを聞かれたときは？（➡177ページ）」を参照してください。もし、質問の内容を調べるのに多少時間がかかるようであれば、後から電話で伝える方法や、後日お客様が来店したときにお話しする方法もあります。必要であればお客様に提案してみましょう。

「何か困ったことがあれば相談してください」と伝える

接客のクロージングのときに、このような一言を添えて、レシートに店舗の電話番号が記載されていることをお伝えします。接客する側にとって、自分が選んだ薬で症状が改善したかどうか、または不調が出ていないかどうかはとても気になるところです。しかし、お客様からのフィードバックをいただける機会はあまり多くはありません。お客様からのフィードバックを促すためにも、このような一言をお伝えしましょう。お客様にも「何かあったら帰宅後も相談していいんだな」と思っていただくことで、お客様も自分も安心することができますよ。

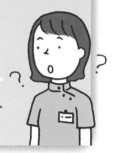

日々新しい情報が発信される中、何から勉強したらいいかは多くの新人登録販売者が悩むところです。ここではそのヒントを紹介します。

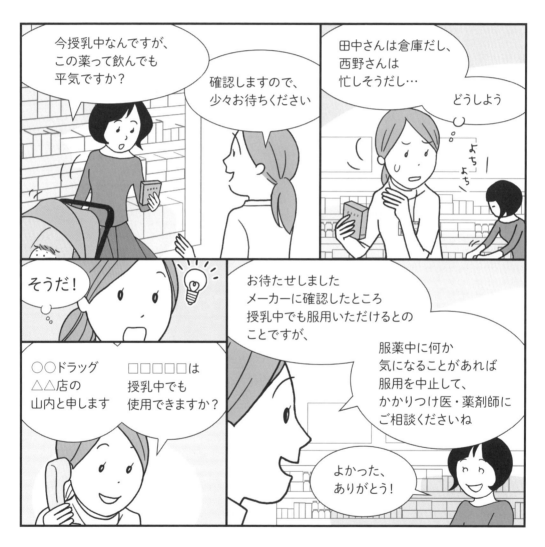

　試験に合格した登録販売者を悩ませるのが知識の問題です。ここでは、店舗に相談する人がいない場合の対処法、おすすめの勉強方法、勉強のモチベーションを保つコツ、覚えておきたい治療法・治療薬などについての疑問に回答します。

Q 1人で店頭に立たされて 相談する人がいないんです

A メーカーに問い合わせる、あらかじめ相談できる連絡先を準備しておく、などの方法があります。また、一番すすめたい商品にこだわって検討するのではなく、別の商品についても使えるかどうかを考えてみます。

事前に対応方法を考えておく

お客様からの問い合わせにすべて自分1人で対応しなければならない状況は、非常にプレッシャーが重く精神的にもつらいですよね。このような場合の対応方法を確認しましょう。

● メーカー問い合わせ

各メーカーのお客様相談室に確認する（➡177ページ）。

● 他店舗に問い合わせできるようにしておく

まずは誰にも相談できない状況がつらいということを、店長や上司に打ち明けてください。そして、困ったときに他店舗の薬剤師や登録販売者に相談してもよいかどうかを聞いてみてください。あらかじめ店長からその店舗に「問い合わせをすることがあるかもしれない」ということを話しておいてもらえると、スムーズです。

店舗で起こっている問題は、店長や上司が「それが問題である」と認識していない場合や、解決方法が浮かばずにそのまま放置してしまっている場合もあります。「困っていること」や「自分なりの提案」は積極的に誰かに伝えるようにしましょう。

● 広い視点で商品を選びましょう

お客様の症状や要望にピッタリ合いそうな薬があるが、使えるかどうかが判断できず、誰かに相談することもできない…。このようなときは、「その薬が使えるかどうかを検討する方針」から、「別の商品を提案する方針」に切り替えます。自分が一番すすめたい商品にこだわらず、幅広い視点で商品を選ぶようにしましょう。

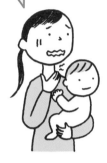

広い視点で商品を選ぶ

授乳中ですが
のどが痛くて…

イブプロフェンを
すすめたいけれど…
授乳婦さんは飲めるんだっけ？
相談できる人もいないし、
病院もメーカーさんも
お休みだし…

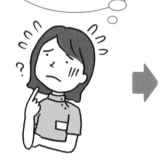

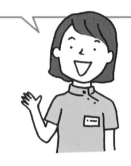

のどの炎症を抑える
トラネキサム酸であれば
服用いただけます。
いかがでしょうか？

Q 何からどうやって勉強したらいい？

A 自分の仕事において使う頻度の高い知識から勉強していきます。各商品の特徴やおすすめポイントはもちろん、並行して、各成分の禁忌や副作用について学んでいきます。一気に覚えようとすると混乱してしまうので、カテゴリーやメーカーを絞って勉強していくのがおすすめです。

取り扱い商品の特徴を覚える

　商品について学ぶときは、その商品に入っている成分を丸暗記する必要はありません。成分の働きさえ頭に入っていれば、パッケージに書いてある成分名を見ながらお客様に説明できるからです。よって、まずは商品の「特徴」について把握していきます。たとえば風邪薬の場合、常備薬としてピッタリの商品や、トラネキサム酸、プソイドエフェドリンなど個性的な成分が配合されている商品、眠くなりにくい成分配合の商品、持病のある人にも使える商品など、さまざまな特徴を持つ商品があります。各商品の秀でた部分もしくは逆に使いにくい部分などを先に押さえておくと、すぐに使える実用的な知識になります。

さらに、同じブランドの同カテゴリーの商品を見比べてみて、それぞれ何が特徴なのかを確認していくのもよい方法です。たとえば、パブロンシリーズの風邪薬だけでもたくさんあるので、そこに照準を合わせて勉強していくということです。

また、薬を選ぶときは、「効果」と「リスク」を天秤にかける必要があります。たとえば、同じ効き目でリスクの度合いの異なる2つの薬があったとき、お客様にはより安全性の高い薬をすすめますよね。何から覚えていくか迷ったときは、このような考え方で優先順位を決めるのもよいでしょう。「はじめに（➡9ページ）」も参照してください。

> **学習に使える書籍**
>
> 『クスリ早見帖ブック　市販薬354』平 憲二 著　南山堂
> 商品写真と成分が掲載されており、
> 売れ筋商品の外観と成分を把握するのにおすすめの1冊。

添付文書の「使用上の注意」について学習する

添付文書の「使用上の注意」に記載のある、「してはいけないこと」「相談すること」について勉強します。「使用上の注意」は、配合されている成分ごとに異なるので、それぞれの特徴や副作用について学ぶ必要があります。「添付文書から勉強する（➡59ページ）」も参照してください。

> **学習に使えるサイト**
>
> CPS-net　田辺三菱製薬
> https://cps-net.jp/index.html
> 『知っておこう、「OTC薬と医療用薬の違い」』では、主要成分の
> 「使用上の注意」について、医療用医薬品と比較しながら解説している。

お客様からの質問を深掘りする

「使用上の注意」について学習していると、いろいろな病名が出てきます。また、適切に受診勧奨するために、さまざまな病気について学ぶ必要が出てきます。さらに病態について学ぶとなると、人体の構造に関する知識も必要になってきます。このように1つのことを勉強していると、芋づる式に知識不足な部分が表面に出てきますので、まずはお客様からご質問

いただいた内容や仕事中に浮かんだ疑問を深掘りすることを優先して、学習を進めましょう。「覚えておきたいよくある持病の基礎知識（➡145ページ）」や以下のサイト・書籍も参考にしてください。

学習に使えるサイト

MSDマニュアル家庭版　MSD
https://www.msdmanuals.com/ja-jp/
人体の構造や病態、一般的な治療薬について学ぶことができる。

- -

皮膚科Q&A　日本皮膚科学会
https://www.dermatol.or.jp/qa/index.html
接客が苦手な人の多い「皮膚トラブル」について、
病態や治療薬がわかりやすくまとめられている。

力がついてきたら読みたい書籍

『OTC医薬品の比較と使い分け』児島 悠史 著　羊土社
800もの参考文献をもとに、OTC医薬品成分の使い分けや、
よくある疑問についてまとめられている。かゆい所に手が届く1冊。

- -

『総合診療医が教える よくある気になるその症状　レッドフラッグサインを見逃すな！』
岸田 直樹 著　じほう

お客様に聞かれる頻度の高い風邪症状と胃腸症状について、
どのような症状があるときに医療機関を受診をすべきかが書かれている。
受診勧奨の知識をUPさせたいときにおすすめの1冊。

先輩からのアドバイス

OTC医薬品の知識をつけるには、自分で経験することが一番です。風邪をひいたときや調子が悪いときにOTC医薬品を使ってみると効果がわかりますし、頭に残ります！さらに、実体験を接客でそのまま伝えることもできます。
また、春は花粉症、夏は虫刺されなど、そのシーズンでよく売れる薬はだいたい決まっています。登録販売者になって研修期間がある人も多いと思うので、1年かけてシーズンものを順番に勉強するのもおすすめです。

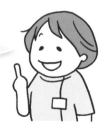

Q 勉強のモチベーションを
持続させるコツは何ですか?

A 同じように勉強している仲間を見つけることが大切です。現役の登録販売者が集うコ
ミュニティがあるので、ぜひ参加してみましょう。たとえば、ツイッターやYouTube
などのSNS、登録販売者向けの勉強会、オンラインサロン、LINEのオープンチャットなど、い
ろいろなものがあります。

Q 添付文書の内容と勉強した内容が異なる場合は
どうしたらよいですか?

A 添付文書の記載に沿って行動し、あわせて自分が持っている信頼度の高いプラスαの
情報をお客様にお伝えしましょう。勉強するにつれ、お客様への情報提供が、添付文
書の記載内容だけでは不十分であることがわかってきます。ぜひそのまま勉強を続けてくだ
さいね。

添付文書と勉強した内容が異なる場合の対応

添付文書の内容と、専門書で勉強した内容が異なることがあります。たとえば一般的に、フ
ェキソフェナジン塩酸塩（商品例：アレグラFX）は授乳中に安全に使用できると考えられる
薬ですが、添付文書を見ると「授乳中の人は本剤を服用しないこと」という記載があります。
このような場合の具体的な対応は、「Q妊婦さん・授乳婦さんが来店されたときに気をつけ
ることは？（➡152ページ）」を参照してください。

たとえ添付文書の記載に疑問があったとしても、その記載と異なる対応をしてしまうと、
お客様の身に何か起こったときに責任問題になりかねません。まずは添付文書の記載内容を
お伝えすることを優先させてください。その上で、あなたが持っている、お客様にとって利
益になる「信頼できる情報」をあわせてお伝えするようにしましょう。

添付文書の情報を補完する

　上記の他にも、ジフェンヒドラミン塩酸塩のOTCの内服薬は「緑内障」が「相談すること」になっていますが、医療用医薬品の場合、「閉塞隅角緑内障」は「禁忌」になっています。また、ジヒドロコデインリン酸塩などの麻薬性鎮咳薬は、OTC医薬品の場合、喘息については何も記載がありませんが、医療用医薬品の場合は「気管支喘息発作中」は「禁忌」になっています。

　このように、OTC医薬品の添付文書の記載のみに沿った情報提供では不足していることもあります。この情報の穴埋めは専門家の仕事です。添付文書の扱いに慣れてきたら、情報提供の質を少しずつ上げていきましょう。ぜひそのまま勉強を続けて、薬のスペシャリストとしてのスキルをどんどん磨いていってください。

> **Q** 医療用医薬品についても
> 勉強したほうがよいですか?

A 一般的な治療法や治療薬について勉強すると、受診推奨のラインが判断できるため現場で非常に役に立ちます。

一般的な治療法・治療薬を覚えておくとよい

　医療用医薬品については、たとえば「喘息のときはどのような薬が使われるのか?」というような、一般的な治療方法や治療薬に関する知識を習得しましょう。ただし、薬の名前一つひとつを把握するわけではなく、OTC医薬品とは異なる治療薬の存在を知ることが目的です。なぜならこのような知識があると、より適切にトリアージを実施できるようになるからです。

同成分のOTC医薬品に注意

　たとえば「カロナール」はドラッグストアでも問い合わせの多い医療用医薬品の1つで、成分はアセトアミノフェンです。一般用医薬品でも同成分の商品がありますので、ご案内する

機会もあるでしょう。しかし医療用のアセトアミノフェンは1回服用量が最大1,000mgまでとなっているため、一般用医薬品の1回服用量300mgでは不十分なことがあります。

　このように、たとえ同一成分であってもその服用方法がまったく異なることもあるので、医療用医薬品について何か具体的な質問を受けた場合、一見わかりきったことのように思えても薬剤師に確認しましょう。

> **Q** 薬の接客をする機会がほとんどなく、勉強がムダだと感じてしまいます

> **A** そんなことはありません。接客の「質」を大事にしましょう。

数をこなしていても、中身がなければ意味がない

　極端な話ですが、あなたなら「勉強を全くしていないが、100回お客様対応をしたことがある人」と「勉強を続けているが、数回しかお客様対応をしたことのない人」のどちらに接客してもらいたいでしょうか。前者の場合、接客をこなすことで臨機応変さは身についているかもしれませんが、適切な薬を選んでくれるとは限りません。逆に後者の場合、接客はたどたどしいかもしれませんが、持ち合わせた知識を使って適切な薬を選ぶよう努力してくれることでしょう。ぜひ勉強を続けて、1回の接客に情熱を注いでください。

　また、状況を変えたいのであれば、医薬品売り場の担当になれないか店長に相談してみるのも一つの手です。熱心な気持ちが伝われば、担当を変更することも考えてくれますよ。

先輩からの アドバイス

スーパーの医薬品売り場で働いていますが、売り場での薬の接客は1日に数件だけです。ただ医薬品専用のレジがあるため、レジで薬を販売する際にできるだけヒアリングと接客をするようにしています。
また、特定の薬を聞かれて売り場をご案内するときや、薬を選んだお客様をレジまでご案内するときも接客のチャンスです。

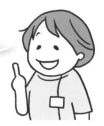

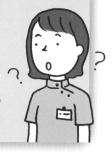

登録販売者として働くにあたって、知っておくべき制度やしくみについて解説します。自身の今後の働き方についても考えてみましょう。

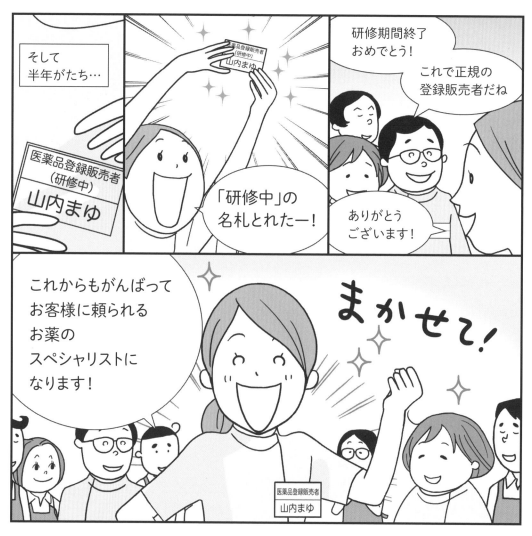

　ここでは登録販売者が知っておきたい研修期間の時間数の数え方、外部研修の受講方法、販売従事登録に必要な書類と登録証、給与についての疑問に答えます。また、5年後、10年後など、今後の理想とする働き方（キャリアプラン）についても考えてみましょう。

Q 研修期間の時間数の数え方はどうなっているの?

A 第２類医薬品または第３類医薬品を販売する店舗で登録販売者として１人で売り場に立つためには、次の３つの方法があります。

① 過去５年間のうち通算して２年（1920時間）以上の実務・業務経験（※）があること

※一般従事者としての経験は「実務」経験、登録販売者としての経験は「業務」経験と呼ばれる

[直近５年以内]

2年（1920時間）以上の実務・業務経験

② 2009年６月１日以降に通算して２年（1920時間）以上の実務・業務経験があること、かつ、店舗管理者または区域管理者としての業務経験があること

[2009年６月１日以降]

2年（1920時間）以上の実務・業務経験 ＋ **店舗管理者または区域管理者としての業務経験**

③ 2009年６月１日以降に通算して５年（4800時間）以上の実務・業務経験があること、かつ、一般用医薬品の販売や授与の業務に必要な研修（外部研修が適当である）を通算して５年以上受講していること

[2009年６月１日以降]

5年（4800時間）以上の実務・業務経験 ＋ **5年以上の研修受講**

実務・業務経験の時間のカウントの仕方は、会社によって違います。一般従事者の間は実務経験として一切カウントしないという会社もありますし、業務経験についても、どこまで

を医薬品に携わる業務とするか、各社で解釈が異なります。たとえば医薬品の品出しの時間は業務経験としてカウントするが、それ以外の商品の品出しはカウントしないなど、細かくルールが決まっている会社もあります。逆に、出勤時間は基本的に「医薬品の相談待機」の時間とみなして、カウントする会社もあります。自分の会社がどこまでの業務をカウントしているのかは必ず把握するようにして、正規の登録販売者になるための時間数が不足しないように気をつけましょう。

先輩からのアドバイス

就活のとき、まだ実務経験が5ヵ月しか積めていない状態だったので、書類選考で採用を見送られてしまうことが多かったです。求人情報をまとめて載せているサイトから応募するのではなく、企業ごとに電話で問い合わせるようにした結果、ドラッグストアで正社員としての勤務が決まりました。募集要項には書いていなくても育成に力を入れている企業もあるので、ダメもとでいろいろ問い合わせてみるのがよいと思います。

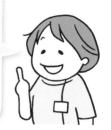

Q 外部研修はどうやって受講するの?

A 多くの場合、会社で外部研修を手配してくれますが、個人で申し込むこともできます。面白そうな外部研修があれば、ぜひ受講してみましょう。

外部研修は事業者に課せられる義務

外部研修は、登録販売者の資質向上のために義務づけられている制度の1つです。多くの場合、集合研修とE-ラーニングを組み合わせた内容になっています。各都道府県によって実施機関が異なりますので、わからないことがあるときは都道府県庁の福祉保健局や保健所などの行政機関に確認するようにしましょう。

たまにある誤解ですが、外部研修の受講はドラッグストアなどの事業者（会社）に対して課せられている義務で、万が一外部研修を受けなかったとしても、個人に対してペナルティが発生するものではありません。しかしながら、外部研修の受講歴は管理者要件にも関わっ

てきますし、自分のスキルアップのためにも必要なものです。積極的に受講するようにしましょう。

東京都の外部研修の実施機関

東京都福祉保健局ホームページ
https://www.fukushihoken.metro.tokyo.lg.jp/smph/kenkou/iyaku/
hanbaijyuuji/kensyu.html

Q 販売従事登録は自分でやるの?

A　会社で対応してくれるケースが多いですが、店長が従事登録の申請方法を知らず、なかなか進まないこともあります。また、自分自身で申請を行わなくてはならない場合もありますので、必要書類について把握しておきましょう。

販売従事者登録に必要な書類

　登録販売者試験に合格した後に登録販売者として働き始める場合、販売従事登録を行う必要があります。書類の提出先は「勤務地」の各都道府県です。

　会社で対応してくれる場合、必要な書類を指示されることも多いですが、店長が申請をしたことがない場合など、こちらから働きかけないと動いてもらえないケースもあります。一度、従事登録の申請についてどうしたらよいか、勤務先に確認するようにしましょう。

販売従事登録に必要な書類

- 販売従事登録申請書
- 登録販売者試験合格通知書
- 戸籍謄本、戸籍抄本、戸籍記載事項証明書、本籍の記載のある住民票の写し、本籍の記載のある住民票記載事項証明書のうちいずれか1つ
- 証書(使用関係を示す書類)

※令和3年8月以降、診断書は原則不要となりましたが、精神の機能の障害により業務を適正に行うにあたって必要な認知、判断および意思疎通を適切に行うことができるおそれがある者である場合には添付が必要です。

Q 従事登録証は会社が預かるものですか?

A 従事登録証が発行された後、今度はその店舗の登録販売者として登録をするために、従事登録証の原本を会社に預けることになります。手続きが終わると原本は本人に返却されるか、便宜上そのまま預かる会社もあります。従事登録証は大事なものですので、保管の仕方に関してわからないことがあるときは、会社に確認しましょう。

Q 働く場所によってお給料は違う?

A パート・アルバイトの場合、同じ会社でも店舗によって給与が異なる場合があります。とくに、アクセスが悪いなどの理由で人材が集まりにくい店舗では、給与が高いことがあります。

場所・勤務形態により給与が異なる

給与は場所によるところもありますが、管理者要件を満たしている登録販売者や24時間営業の店舗の夜勤の場合、給与が高めに設定されていることがあります。給与を最優先に考える場合は、交通の便などの理由で人が集まりにくい店舗や、人が働きたがらない時間帯が狙い目です。また、スタートするときの給与も大事ですが、昇給についても可能であれば事前に確認しておくとよいでしょう。

給与は就職・転職するときの最も大切な要素の1つですが、ほかにも、人、環境、やりがい、将来性など、さまざまな要素があります。自分のキャリアデザインと照らし合わせて職場を選びましょう。

Q 今後のキャリアパス、みんなどうしているの?

A 夢や目標が具体的にある人は、5年後、10年後と期間を区切って、いつまでに何をすればよいのか、どの時点でキャリアチェンジするのか、などを考えてみましょう。そういうものがとくにないという人は、自分の理想の生活はどのようなものか、そしてそれを実現する働き方について考えてみましょう。

夢や理想の生き方について考えてみる

「あなたには夢や目標がありますか?」と聞かれたら、あなたは何と答えますか?　あると答える人は、それに向かって具体的な道筋を立てることができますし、とくにないと答える人でも、仕事に対してこうだったらいいな、と思うことは少なからずあるのではないでしょうか。世の中は急速に変化し、働き方も多様化しています。仕事に力を入れるのもよいですし、仕事はほどほどにがんばって、趣味や家族との時間を大事にするのもよいですね。

登録販売者資格は、自分のライフプランによって柔軟に働き方を変えられるところが魅力です。夢や目標を叶える、もしくは自分の理想の生活を手に入れるためには今何をしたらよいか、この機会に一度考えてみましょう。

夢を叶えるための道筋

● 本部（人事部、商品開発部、バイヤーなど）で働きたい

本部勤務を目指す場合、現場経験を積んでからというのが一般的な道筋です。現場で働きながら、本部に異動するために必要な条件について情報収集を行いましょう。志願して異動する人もいますので、思い切って会社に相談してみるのもよいですよ。

● 自分のお店を開業したい

自分のお店を独立開業するには、まずは店舗管理者要件を満たすことが基本となります。薬店では一般用漢方薬を扱うことができるので、漢方薬局で経営や接客を学びながら開業準備をする人もいます。また、フランチャイズ店のオーナーとして開業する方法もあります。どんな方法で開業するにしてもメリットとデメリットがありますので、しっかりと情報収集を

行いましょう。

● 講師になりたい

　登録販売者向けの講師を目指す場合、ドラッグストアの研修事業部に所属する方法や、講義を行う会社や団体に所属する方法があります。今は情報を発信するツールもたくさんあるので、どこかに所属しなくても、自分で勉強会を企画する方法もあります。人前で話す仕事は、知識力だけでなく、表現力や人を楽しませる力も必要です。現場経験があると、より説得力のある講師になれますよ。

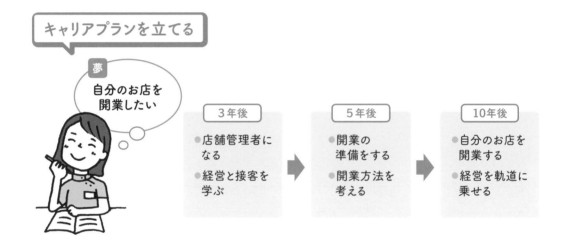

キャリアパスを考える上で大事なこと

　計画は思ったようには進まないことがほとんどですので、たとえ思い通りにならなくても「オールオッケー」と捉えることは非常に重要です。人間ですからときには仕事が嫌になることもあります。つらくてどうしようもなくなったらやめてもよいのです。人生の選択において「○○すべき」「○○しなくてはならない」ということはありません。生きているだけでも大変な世の中ですから、そのくらいの気持ちでいることが大切です。

　人生はハプニングの連続です。それでも自分が望んだとおりに行動していれば、進みたい方向に自然と進んでいくものですよ。

資料および参考文献（順不同）

岸田直樹著
『総合診療医が教える　よくある気になるその症状
レッドフラッグサインを見逃すな！』（じほう）

中島恵美監修、伊東明彦編集
『今日のOTC薬（改訂第4版）解説と便覧』（南江堂）

児島悠史著『OTC医薬品の比較と使い分け』（羊土社）

嶋田豊監修、「きょうの健康」番組制作班編集
『NHKきょうの健康　漢方薬事典 改訂版』（主婦と生活社）

名古屋漢方著『漢方服薬指導ハンドブック』
（デザインエッグ）

大分県地域保健協議会大分県「母乳と薬剤」研究会編
『母乳とくすりハンドブック改定3版』
（大分県地域保健協議会）

試験問題の作成に関する手引き（平成30年3月）
https://www.mhlw.go.jp/file/06-Seisakujouhou-
11120000-Iyakushokuhinkyoku/sikentebiki_4.pdf

一般社団法人日本頭痛学会
慢性頭痛の診療ガイドライン2013
https://www.jhsnet.net/guideline_GL2013.html

Lipton RB, et al : Caffeine in the management of
patients with headache. J Headache Pain, Oct
24;18(1):107, 2017 PMID: 29067618
https://pubmed.ncbi.nlm.nih.gov/29067618/

柴田護ほか　III.薬物副作用による神経・筋障害
5.薬物乱用頭痛『日本内科学会雑誌』
第96巻第8号、2007年
https://www.jstage.jst.go.jp/article/
naika/96/8/96_1634/_article/-char/ja/

大久保公裕　鼻アレルギー診療ガイドライン
―通年性鼻炎と花粉症―2016年度版（改訂第8版）
『日本内科学会雑誌』第106巻第6号、2017年
https://www.jstage.jst.go.jp/article/
naika/106/6/106_1159/_article/-char/ja

日本鼻科学会
急性鼻副鼻腔炎診療ガイドライン2010年版
https://minds.jcqhc.or.jp/docs/minds/
ar/20130516_Guideline.pdf

日本呼吸器学会　咳嗽に関するガイドライン第2版
https://www.jrs.or.jp/uploads/uploads/files/photos/1048.pdf

Smith SM, et al : Over-the-counter (OTC) medications
for acute cough in children and adults in community
settings. Cochrane Database Syst Rev, Nov 24(11) :
CD001831, 2014 PMID: 25420096
https://pubmed.ncbi.nlm.nih.gov/25420096/

Malesker MA, et al : Pharmacologic and
Nonpharmacologic Treatment for Acute Cough
Associated With the Common Cold: CHEST Expert
Panel Report. Chest, Nov; 152(5): 1021–1037, 2017
PMID: 28837801
https://pubmed.ncbi.nlm.nih.gov/28837801/

An I M De Sutter, et al : Antihistamines for the
common cold. Cochrane Database Syst Rev. Nov
29;(11):CD009345, 2015 PMID: 26615034
https://pubmed.ncbi.nlm.nih.gov/26615034/

日本消化器病学会
消化性潰瘍診療ガイドライン2015（改訂第2版）
https://www.jsge.or.jp/files/uploads/syoukasei2_re.pdf

日本消化器病学会　機能性消化管疾患診療ガイドライン
2014　過敏性腸症候群（IBS）
https://www.jsge.or.jp/files/uploads/IBSGL2_re.pdf

国立感染症研究所　食中毒と腸管感染症
https://www.niid.go.jp/niid/ja/route/intestinal.html

健栄製薬株式会社　慢性便秘症の診断と治療
https://www.kenei-pharm.com/cms/wp-content/
uploads/2018/04/shoudokukannrenn_05.pdf

日本整形外科学会/日本腰痛学会（監修）
日本整形外科学会診療ガイドライン委員会/
腰痛診療ガイドライン策定委員会（編集）
腰痛診療ガイドライン2019　改訂第2版
https://minds.jcqhc.or.jp/docs/gl_pdf/G0001110/4/
Low_back_pain.pdf

公益社団法人　日本眼科医会　目についての健康情報
https://www.gankaikai.or.jp/health/

日本緑内障学会　緑内障診療ガイドライン（第4版）
https://www.ryokunaisho.jp/guidelines/guidelines_all.pdf

日本皮膚科学会　皮膚科Q&A
https://www.dermatol.or.jp/qa/index.html

日本皮膚科学会
アトピー性皮膚炎診療ガイドライン 2018
https://www.dermatol.or.jp/uploads/uploads/files/guideline/
atopic_GL2018.pdf

第一三共ヘルスケア　皮膚用薬（塗り薬）って
どのくらいの量を塗るのがいいの？
https://www.daiichisankyo-hc.co.jp/site_hifuken/qa/quantity/

合田幸広ほか　一般用漢方製剤の承認基準について
Jpn.J.Drug Inform.,11(4):210～216、2010年
https://www.jstage.jst.go.jp/article/jjdi/11/4/11_4_210/_pdf

厚生労働省　審議会議事録　医薬品のリスクの程度の評
価と情報提供の内容等に関する専門委員会
https://www.mhlw.go.jp/shingi/2005/01/s0117-9.html

国立成育医療研究センター
授乳中に安全に使用できると考えられる薬
https://www.ncchd.go.jp/kusuri/lactation/druglist.html

愛知県薬剤師会　「妊娠・授乳と薬」対応基本手引き
（改訂2版）2012年12月改訂
https://www.achmc.pref.aichi.jp/sector/hoken/information/
pdf/drugtaioutebikikaitei%20.pdf

日本産科婦人科学会　日本産婦人科医会
産婦人科診療ガイドライン―産科編2017
https://minds.jcqhc.or.jp/docs/minds/Obstetrical-practice/
Obstetrical-practice.pdf

日本産科婦人科学会　日本産婦人科医会
産婦人科診療ガイドライン―婦人科外来編2017
http://minds4.jcqhc.or.jp/minds/Gynecological-practice/
Gynecological-practice.pdf

おわりに

2020年の冬、世界が一変してしまいました。

新型コロナウイルスの感染拡大により、大阪で開催を予定していた医薬品登録販売者向けの勉強会が延期となり、そのほかに予定していた講義の開催も変更を余儀なくされました。あの頃の私は「爆走」という言葉がしっくりくるくらいに、とにかく無我夢中でいろいろなことに対応していました。あまりに夢中だったので、そのときの記憶があいまいなくらいです。この本の執筆を依頼されたのは、そんな混沌とした状況の中でしたが、いろいろな予定が白紙になり傷心していた私にとっては久しぶりの嬉しいニュースでした。

新型コロナのことを考えるとどうしても思い浮かべてしまうのが、空港の人たちのことです。私は以前、空港内のドラッグストアで働いていたので、みんなどうしているのだろうかと思いを馳せてしまうのです。

空港での仕事は、医薬品や語学の面だけでなく、世界中の文化を知るという意味でもとても勉強になりました。いろいろな人種の人、パイロットやCAなどさまざまな職業の人が集まっているので、一筋縄ではいかない接客も多く、自分の価値観がこっぱみじんになることもありました。とても楽しかったので、チャンスがあればまた働きたいくらいです。

私が初めて医薬品登録販売者と接したのも、その職場でした。薬剤師とはいえOTC医薬品に携わるのは初めてだったことと、語学力が不足していたこともあり、最初はとまどってばかりいました。しかし彼らは私のそんな状況はおかまいなしに、「あれ教えて」「これ教えて」と貪欲にいろいろ聞きました。おかげで私のお尻に火がついたことはいうまでもありません。あのときの経験が、今の私の経歴につながっています。

話は変わりますが、私が空港で学んだことの1つは、自分を疑うことの大切さです。印象的なエピソードがあるので、紹介したいと思います。

私がまだ新人だったころ、お客様に「チョップスティック」がほしいといわれましたが、おみやげにできるようなキレイなお箸を取り扱っていなかったため、その旨を

お伝えしました。しかし、ドラッグストアでお箸についてわざわざ聞くだろうかという違和感があったため、念のためお客様のほしいものを紙に書いてもらいました。すると「チョップスティック」ではなく、「チャップスティック」であることがわかりました。「チャップスティック」は、有名なリップクリームの商標名のChapStickが語源であり、リップクリームのことを指す言葉ですので、当然ドラッグストアでは取り扱いがあります。他人からしてみれば笑い話で終わることかもしれませんが、私はこのときに自分の知識の頼りなさを思い知り、「こうに違いない」とか「こうあるべきだ」という思い込みは危険なことだと感じました。それからはいつも自分を疑うことを心がけていて、お客様との会話で少しでも違和感があれば「念のため」に質問し、ふとした疑問でも必ず調べるようにしています。また、お客様に対して「こうに違いない」と決めつけることをやめ、どのような様子の人にも話しかけるようにしました。

　実際に店頭に立つと、自分の知識のなさに愕然としたり、一体どうしたらよいのかわからなくなったりしてしまうこともあるでしょう。そう感じるのは自然なことであり、その感受性の高さは医薬品に携わる者として大切な資質だとも思います。その感受性を大切にしつつ、少しずつ物事を客観的に考えられるようになると仕事がよりスムーズに進められるようになります。物事を客観的に考えることは医薬品の専門家にとって非常に大切なことですが、勉強した分だけ増える知識とは違い、意識して身につけていく必要があります。本書がそのような考え方を身につけるための「問題解決のための糸口」になることを、心より願っております。

　最後になりましたが、本業でお忙しい中、本書の執筆にご協力いただきました医薬品登録販売者や薬剤師、語学関係者の皆さん、そして長期間にわたり子供の世話を手伝ってくれた父と母に心から感謝いたします。本当にありがとうございました。

村松 早織

● 著者　村松 早織（むらまつ・さおり）

薬剤師、株式会社東京マキア代表取締役。
名城大学薬学部卒業後、医療用医薬品卸売企業で勤務。医薬品管理や医療機関への情報提供、セールス担当者への研修を行う。その後、空港内ドラッグストアにて勤務。接客の傍ら、新入社員・医薬品登録販売者教育を行う。2016年に株式会社東京マキアを立ち上げ、医薬品登録販売者や受験生向けの講義を中心に事業を展開している。TwitterやYouTubeなどのSNSでは、のべ1万人を超えるフォロワーに向けて、OTC医薬品についての情報発信を行っている。
Twitter：@saori_tmaquilla（https://twitter.com/saori_tmaquilla）
YouTube：やっけんちゃんねる（https://www.youtube.com/c/yakkench）

本書に関するお問い合わせは、書名・発行日・該当ページを明記の上、下記のいずれかの方法にてお送りください。
電話でのお問い合わせはお受けしておりません。
● **ナツメ社webサイトの問い合わせフォーム** https://www.natsume.co.jp/contact
● **FAX**（03-3291-1305）
● **郵送**（下記、ナツメ出版企画株式会社宛て）
なお、回答までに日にちをいただく場合があります。
正誤のお問い合わせ以外の書籍内容に関する解説・受験指導は、一切行っておりません。
あらかじめご了承ください。

やさしくわかる！
登録販売者1年目の教科書

2021年 5 月 6 日　初版発行
2022年 9 月10日　第 3 刷発行

著　者　村松早織　　　　　　　　　　　©Muramatsu Saori,2021
発行者　田村正隆

発行所　株式会社ナツメ社
　　　　東京都千代田区神田神保町1-52　ナツメ社ビル1F（〒101-0051）
　　　　電話 03-3291-1257（代表）　FAX 03-3291-5761
　　　　振替 00130-1-58661

制　作　ナツメ出版企画株式会社
　　　　東京都千代田区神田神保町1-52　ナツメ社ビル3F（〒101-0051）
　　　　電話 03-3295-3921（代表）

印刷所　ラン印刷社

ISBN978-4-8163-7004-5　　　　　　　　　　　　　　Printed in Japan

ナツメ社Webサイト
https://www.natsume.co.jp
書籍の最新情報（正誤情報を含む）は
ナツメ社Webサイトをご覧ください。